Dr.長尾の

著 長尾 大志
滋賀医科大学 呼吸器内科
講師／教育医長

たのしイイ呼吸ケア
Q&A100

酸素・血ガス・
ドレナージ…
現場ナースの
ギモンに答えます!

MC メディカ出版

はじめに

　救急や術後の場面、もちろん呼吸器疾患を扱う病棟などで避けては通れない、呼吸ケア。"たのしイイく"呼吸ケアされていますか？

「なんとなく先輩から言われたようにやっているけど……」
「以前から同じやり方でやっているけど……」

　今のやり方が、**本当に正しいのか、根拠がわからない**。でもうちの病院には専門の先生がいないから尋ねることもできない……専門の先生はいるけどすごく忙しそうだし、なかなか**尋ねられない**……。わからなければ、たのしイイく、なんてできません。

　私は、メディカ出版さん主催の『急性期・術後の呼吸器ケア』と題したセミナーを長らく担当させていただいております。そのセミナーの、最後の時間に設けている「質問コーナー」では、看護師さんやメディカルスタッフの皆さまからの「よくわからない」「尋ねられない」というお声を、本当にたくさん承るのです。

　酸素の投与に始まり、**人工呼吸や血ガス**もしかり、それに**気胸や胸水**の時に行われる**胸腔ドレナージ**にしても、ちょっとした（大きな？）疑問を抱えたまま日々の呼吸ケアを行っている方々は、本当にたくさんおられるようです。毎回数多くの質問をいただくのですが、皆さま疑問に思われるところはだいたい同じようなところで、なるほどこういうところがあやふやなのか、こういうところでつまずくのか、とこちらが勉強になることも多々あります。

その中でも、呼吸生理の基礎は理解しにくい、**セミナーで初めて理解できた**、と多くの方がおっしゃいます。それから酸素療法に関しては、やはり勘違いをされたり、間違った投与方法、機器の使い方をされたりしている現場もよくあるようです。ドレナージに関しては**わかる人がそもそも院内にいない**というようなことも耳にします。

　……ということは、**日本全国の施設で、たくさんの方が、同じようなことを日々疑問に思われながら呼吸ケアをなさっているのではないか。**そう思っていた折、セミナーでいただいたご質問と回答を文章にしてたくさんの方にお役立ていただきたい、ということから、『みんなの呼吸器 Respica（レスピカ）』誌の前身である『呼吸器ケア』誌で、「素朴なQ にカンペキA！ 長尾先生のやさしイイ 気胸・胸水・胸腔ドレナージ」「素朴なQ にカンペキA！ 長尾先生のやさしイイ 酸素投与のエトセトラ」という2本の特集記事を執筆させていただきました。

　おかげさまで特集が大変好評をいただいたということで、それらの記事をさらに発展させ大幅に加筆して、このたび新しく書籍として発行することになりました。この本を一人でも多くの方にご覧いただき、日本中の病院・医療機関の呼吸ケアレベルが少しでも向上することを願っております。

　最後にいつもセミナーでお世話になり、雑誌や本の制作でもステキなイラストやレイアウトで魅力的なものにしてくださる、メディカ出版の皆さま方に厚く御礼を申し上げます。

2020年1月　**長尾大志**

Contents
目次

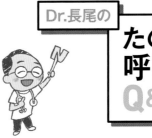

Dr.長尾の
たのしイイ
呼吸ケア
Q&A100

Q & A 目次

Q59~100 気胸・胸水・胸腔ドレナージ

＊本書の情報は2020年1月現在のものです。

＊商品名は代表的なものを挙げています。

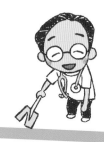

たのしイイ
低酸素血症の
基礎知識

たのしイイ
低酸素血症の基礎知識

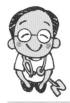

まず、ごくごく簡単に呼吸とはどういうことをしているのか、という非常に簡単な基礎の話からさせていただきます。

呼吸とは？

　呼吸とは何をしているか。大きく見ると酸素を吸って二酸化炭素を吐くのが呼吸です。空気中にある酸素を体の中に入れて、脳などのあらゆる組織で酸素を消費することによって身体活動が行われます。それによってできた二酸化炭素を体の外に放出するのが呼吸といっていいでしょう（図1）。

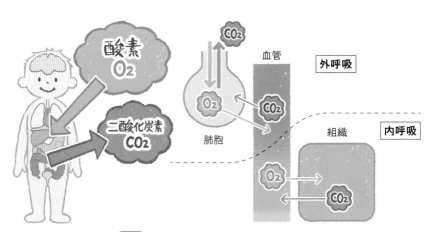

図1 酸素と二酸化炭素の交換

　正常な肺の呼吸では、息を吸い込むと肺が膨らみ、息を吐くと肺がしぼむという動作を1分間におよそ12〜15回行っています。今、おそらく皆さんも普通に呼吸していると思いますが、健常者ではあまり抵抗を感じることなく自然に行われるものです。

肺とは？　肺胞とは？

　肺の形は皆さんも何となくご存じかと思います。気管が左右に枝分かれして、それからさらにどんどん枝分かれしていって、最後は非常に小さな肺胞という袋がたくさん集まってできたものが肺です（図2）。

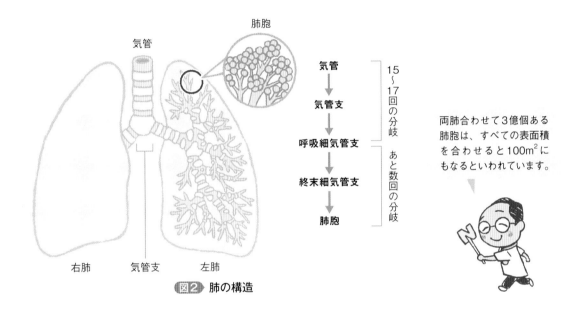

図2　肺の構造

両肺合わせて3億個ある肺胞は、すべての表面積を合わせると100m²にもなるといわれています。

　気管支はおよそ15〜17回分岐して、いわゆる呼吸細気管支という非常に細かな気管支になり、それからも何回か分岐して終末細気管支、さらに分岐して肺胞という形になっています。

　この肺胞自体は**直径が0.2mm**と、肉眼では見えないくらい非常に小さな袋です。その小さな袋が**左右の肺合わせて3億個**、途方もない数あります。この3億個を集めると、空気に触れる表面積は何と100m²、ちょっと立派なマンションの床面積ぐらいにもなるといわれています。このうち半分、50m²は毛細血管と接していますから、肺胞は、血管と酸素ができるだけ広い範囲で、効率良く触れることができるような場を作っているといえるでしょう。

直径0.2mmの肺胞を拡大してみましょう

　それでは、肺胞で何が起こっているかを見てみましょう。図3は、直径0.2mmの肺胞数個を拡大したものです。さらに、肺胞の端っこをちょっと拡大すると図4のような感じです。

　肺胞の壁には、たくさんの毛細血管がびっしりとくっついていることがおわかりいただけるかと思います。肺胞とその周囲の血管・血液の間で、酸素と二酸化炭素のやり取りが行われているわけですね。

　さらにこの壁の部分を拡大してみます（図5）。これは肺胞の本当にごくごく一部分です。

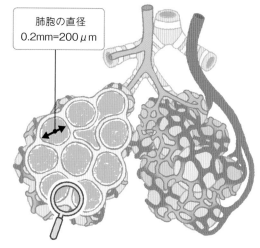

肺胞の直径
0.2mm=200μm

図3 肺胞の拡大イメージ

肺胞の壁には毛細血管がびっしりとくっついています。

赤血球の進むスピードをわざと遅くすることで、効率良く酸素が受け渡されています。

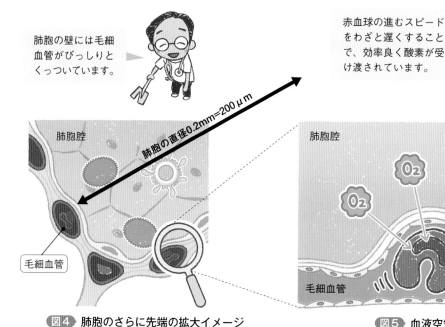

肺胞の直径0.2mm=200μm

肺胞腔

毛細血管

図4 肺胞のさらに先端の拡大イメージ

肺胞腔

O2　O2　0.3μm

肺胞上皮
血管内皮

毛細血管

図5 血液空気関門

図4 で示した毛細血管のうちの一本が横向きに見えています。上側が「肺胞腔」です。毛細血管の壁は「血管内皮」といい、その上にあるのが肺胞腔の「肺胞上皮」です。血管内皮と肺胞上皮の2枚で、厚さはおよそ0.3μmとなります。

1mmの1,000分の1が1μmですので、0.3μmというのは非常に薄いものです。こういう構造物は薄ければ薄いほど酸素を通しやすいということで、これだけ薄いと酸素も二酸化炭素も結構ツーツーに通っていきます。例えばコンタクトレンズはもっともっと分厚い（70〜100μm程度）ですが、それでもある程度酸素を通します。それよりはるかに薄いのですから、ずっと通りやすくなっています。

人間の体のこの部分は極限まで薄く作ってあります。もっと薄くなると、今度は血液が漏れてくるんですね。例えば、病気になると**血管透過性**が亢進、つまり血管内皮にちょっと小さい穴が開いてきて水漏れします。水漏れして肺の中に水が溜まったのが、肺水腫や肺炎などの病気です。実はこの部分は、酸素を通すけれども水は漏れないギリギリの厚さになっているのです。

もう一つ、気付かれた方もいるかもしれませんが、 図5 でもこっと盛り上がっている部分がありますよね。本来、赤血球は円盤型をしていて、毛細血管の径よりも少し大きいんです。仮に毛細血管の方が太いと、赤血球はヒュイーンと一瞬で通り過ぎてしまいますが（ 図6 ）、毛細血管の方が細いために、赤血球はわざわざぐにゃっと曲がらないと通れないのです。

なぜこのようになっているかというと、赤血球が狭いところをぐにゃっと曲がってゆっくりゆっくり進む間に、できるだけたくさんの酸素の受け渡しができるようになっているのです。

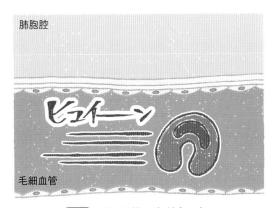

図6 毛細血管の方が太いと…

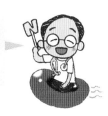

毛細血管の方が太いと、赤血球は一瞬で通り過ぎ、十分な酸素の受け渡しができません。

低酸素血症の原因

　酸素受け渡しと運搬のしくみはこのように非常によくできていますが、何らかの病気になると酸素の受け渡しに何らかの不都合が起こって、動脈血中の酸素が少なくなった状態になり、これを低酸素血症といいます。原因として、①換気血流比不均等、②シャント、③拡散障害、④肺胞低換気の4つが挙げられます。そのうち①②③では、**A-aDO₂（肺胞気 - 動脈血酸素分圧較差）**が開大します。これらのメカニズムを一つ一つ説明していきます。

①換気血流比不均等

　まず換気血流比不均等は$\dot{V}/\dot{Q}$ミスマッチとか、換気血流ミスマッチ、不均等とか不均衡といった言葉で表現されます。換気（ガス交換のこと）のことを「$\dot{V}$」で示し、「・（ドット）」とは「単位時間当たりの」という意味ですので、**単位時間当たりの換気量**ですね。それから、**単位時間当たりの血流量**は「$\dot{Q}$」です。この換気量と血流が見合っていないことをいいます。

　実は、多くの肺の病気はこれが問題になります。換気血流比不均等は、ひと言でいうと換気か血流のどちらかが多過ぎる、あるいはどちらかが少な過ぎるという現象です。

②シャント

　換気血流比不均等の一つにシャントという現象があります。これは、「**素通り**」とか「**近道**」という意味で、汚い静脈血がガス交換せずに素通りしてしまう、そういう現象をいいます。

③拡散障害

　次に、拡散障害です。先ほど、肺胞から血管には非常に薄い構造物があると言いましたが、肺胞に酸素が入っているのに何らかの原因で**移行が妨げられること**を拡散障害といいます。

④肺胞低換気

　最後に、そもそも**換気自体が行われず肺胞に酸素が入ってこない状況**を肺胞低換気と呼んでいます。

酸素の受け渡し

　それでは、簡単な肺胞のモデルを使って換気血流不均等とシャントについてお話しします。非常に難しいところですので、しっかり読んでくださいね。

　本当は3億個ある**肺胞**ですが、ここでは2つだけお示しします（**図7**）。

　この肺胞の周りを通るヘモグロビンにくっついた酸素は、どんぶらこと血流に乗って運ばれて行き、組織のところでヘモグロビンが酸素を離します。これが正常な肺で行われている酸素の受け渡し、そして組織での受け渡しです。

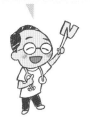

肺胞の中にある緑の丸は酸素です。舟のようなヘモグロビンが肺胞のそばをスーッと通っていると思ってください。

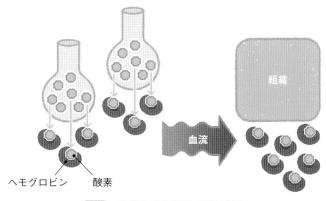

ヘモグロビン　　酸素

図7　健常肺での酸素の受け渡し

換気血流比不均等：「換気」が減る場合（**図8**）

　肺に異常が生じたとき、例えば肺炎などの病気の場合、一部の肺胞が水浸しになり、空気が入ってこなくなります。つまり、その肺胞では酸素の受け渡しがされないということになります。

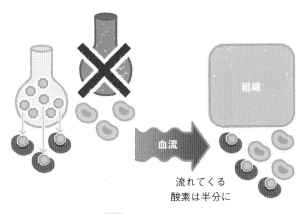

流れてくる
酸素は半分に

図8　「肺胞」が減る

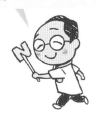

肺胞が減ったことで酸素の数も半分になってしまいます。

健常な肺胞では今までどおりヘモグロビンに酸素が渡されますが、病気になった肺胞ではヘモグロビンが酸素を受け取れない状況で、組織までどんぶらこと流れてきます。当然、組織で渡される酸素の数は**健常なときより半減**しますので、非常に困るわけです。

　表1のような、肺胞が障害される疾患の多くは、「**換気**」の方が減ってしまって「**血流**」とマッチしない換気血流比不均等という現象が起こっています。

表1 肺胞が減る疾患
・肺炎
・COPD
・心不全
・間質性肺炎
・肺結核
・気胸
・無気肺
・胸水

換気が減る病態の特殊系＝シャント

　「換気が減る」ことの特殊な形として、シャントが挙げられます。例えば**肺動静脈瘻**という血管奇形がそうです。肺動脈には静脈血が流れていて、本来であれば肺胞の周りの毛細血管でガス交換をして、きれいな動脈血になって肺静脈へ還っていくんですが、この部分を経ずに**肺動脈から肺静脈に直結するような奇形の血管**ができてしまうのです。

　先ほど申し上げたように肺胞の周りの毛細血管は非常に狭く、赤血球が通りにくく渋滞しているような状態です。そこにバイパスができたとなれば、みんなこちらのほうが楽チンだ、すぐ行けるよと血液がたくさん流れるようになります。そうすると、本来ガス交換をすべきところでガス交換をせずにただただ流れるだけになってしまい、**肺静脈には汚い血液が静脈血のまま還ってしまう**ということになります。つまり、肺胞がなくなってしまってガス交換は行われず、でも血流があるよという状態です（**図9**）。

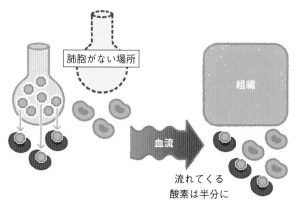
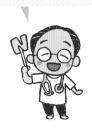

図9 シャント

このように、換気と血流がマッチしていない状態のうち肺胞のある場所をバイパスしてしまうことを「シャント」と呼んでいます。肺胞がない場所では酸素がもらえず、肺胞がある場所でだけ酸素がもらえるということで、この例では組織に酸素が健常時の半分しか流れてきません（図9）。これもやはり低酸素血症の状態です。

先ほどの肺動静脈瘻という血管奇形以外に、右のような疾患もシャント疾患に含めて考えましょう。

表2 シャントを生じる疾患

- 肺動静脈瘻
- ファロー四徴症や心室中隔欠損などの先天性心疾患（右心系と左心系が直結してしまい、静脈血が肺動脈あるいは動脈の方に行ってしまう病態）
- 無気肺、肺水腫（完全に換気がなくなってしまい、そこでシャントのように血管が近道のような格好を取ってしまう疾患）

換気血流比不均等：「血流」が減る場合（図10）

換気血流比不均等では「血流」が減ることもあるわけです。肺胞があるんだけれども血流がないですよ、という状態です。この状態は、「肺胞」が減る場合と起こることは逆で、血流自体が減るのです。いずれにしてもやはり低酸素血症の状態です。

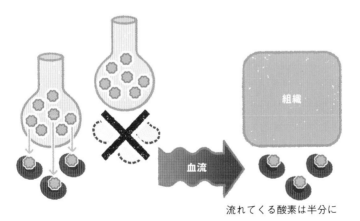

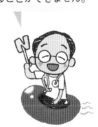

肺胞に酸素があっても血流が減少してしまうと、組織まで酸素を届けることができません。

組織

血流

流れてくる酸素は半分に

図10 「血流」が減る

このように血流が減る疾患は、**肺血栓塞栓症**、つまり肺動脈が閉塞してしまって肺胞に血液が流れてこないという疾患が代表ですね。「ミスマッチ」と言っても換気の方が減る疾患が多く、ほかにあまりみられません。

O₂を決める要素

　酸素投与や人工呼吸にあたっては酸素を決める要素が非常に大事になってきます。理解を深めていきましょう。

　例えば、肺炎で肺胞がやられた換気血流比不均等の状態を考えてみてください。p.13の 図8 でも示したように、異常な肺胞では酸素の受け渡しは起こりません。故に、組織に流れてくる酸素の数が減ってしまって低酸素血症が起こります。

　この場合、どうするかというと、酸素投与によって**吸入酸素濃度（F$_I$O$_2$）**を上げて、健常な肺胞に入る酸素の数を増やしてあげます。つまり、肺胞の数が減ったときはF$_I$O$_2$を増やしてあげることで帳尻を合わせるという考え方です。F$_I$O$_2$を増やして健常な肺胞に入れてあげる酸素の数を増やしてあげると、**動脈血酸素分圧（PaO$_2$）**の値が正常に戻ってきます。このことからもわかるように、**PaO$_2$を決める要素はF$_I$O$_2$、そして肺胞の数**になります（図11）。

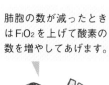
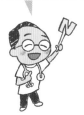

肺胞の数が減ったときはF$_I$O$_2$を上げて酸素の数を増やしてあげます。

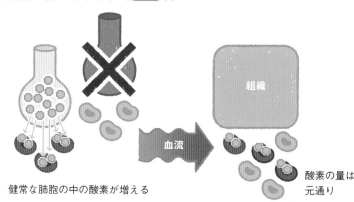

組織

血流

健常な肺胞の中の酸素が増える

酸素の量は元通り

図11 健常な肺胞のF$_I$O$_2$を上げると……？

　低酸素血症になると呼吸回数が増えますが、**呼吸回数が増えても、F$_I$O$_2$は21％以上にはなりません。**一方、図11 のように、酸素を増やしてF$_I$O$_2$を上げると、肺胞の中の酸素濃度が上がるわけです。例えばF$_I$O$_2$が20％から40％になると、酸素濃度が倍くらいになります。ところが、呼吸回数を増やしてもF$_I$O$_2$は21％にしかなりませんので、それほどは変わりません。

　まとめますと、肺の病気になって肺胞の数が減るとPaO$_2$は下がります。PaO$_2$を正常に戻すためには、酸素投与によってF$_I$O$_2$を上げることが必要です。さらに、例えば肺炎の場合であれば抗菌薬を使ってやられた肺胞を元に戻すという治療をすることでPaO$_2$が正常に戻ってきます。すなわち、O$_2$を決める要素というのはF$_I$O$_2$と肺胞の数、ということになるのです。

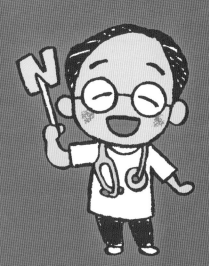

たのしイイ
血ガスの
基礎知識

2時間目

たのしイイ
血ガスの基礎知識

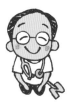

ついつい、避けて通りがちな血ガスの見方……。
実は、順番に、きちんと理解さえすれば、それほど
難しいものではありません。これまで何度も挫折し
た……という方にこそ、読んでほしい内容です。

血ガスの正常値は？

　動脈血ガスの正常値はこんな感じです（表1）。

　昨今ではナースの皆さんでも採りやすい静脈血ガスを測定しているご施設も多いかと思います。この場合の正常値はこちらになります（表2）。

表1 動脈血ガスの正常値

pH	$PaCO_2$ (動脈血ガス 二酸化炭素分圧)	PaO_2 (動脈血ガス 酸素分圧)	$HCO_3{}^-$ (重炭酸イオン)	BE (塩基過剰)
7.400	40Torr	80Torr	24mEq/L	0mEq/L

表2 静脈血ガスの正常値

pH	$PvCO_2$ (静脈血ガス 二酸化炭素分圧)	PvO_2 (静脈血ガス 酸素分圧)	$HCO_3{}^-$ (重炭酸イオン)	BE (塩基過剰)
7.37	48Torr	40Torr	26（24〜28）mEq/L	2mEq/L

　静脈血は、動脈血よりもO_2が少なくCO_2は多い、そして重炭酸イオンが少し多い。そのためpHが少し低い、というのが正常範囲ですので、基本的な評価、アセスメントの仕方は動脈血ガスと同じく、正常からどれだけずれているかを考えていただくとよいと思います。

　血液ガスの正常範囲は、本当にわずかな、ほんのちょっとの範囲になっていることが表3からも

表3 動脈血ガスの正常範囲

pH	PaCO₂ （動脈血ガス 二酸化炭素分圧）	PaO₂ （動脈血ガス 酸素分圧）	HCO₃⁻ （重炭酸イオン）	BE （塩基過剰）
7.35〜 7.450	35〜45Torr	80〜 100Torr	22〜26mEq/L	-2〜 +2mEq/L

おわかりいただけるかと思います。

pHを適正に保つ仕組み

なぜこのようなことになっているのでしょうか？

人間の体を構成するのは細胞です。細胞は酵素などのタンパク質を作ることで、いろいろと生命維持に必要な働きをしています。タンパク質はpHが少しでも変わるとすぐに変性してしまい、きちんと働きませんから、そのpHを適正に保つことは文字通り死活問題なのです。

ということで生命活動を維持するために、**人間の体にはpHをキッチリ調節する機構があります**。体が生命活動を行うと、常に体内で酸が産生されます。酸がどんどん貯まるとpHはすぐに低下していきますから、その酸を捨てる必要があります。酸を捨てる働きをするのが肺と腎臓というわけです。肺からは二酸化炭素、そして腎臓からは水素イオンという酸性物質が、呼気や尿に含まれて排出されていきます（**図1**）。

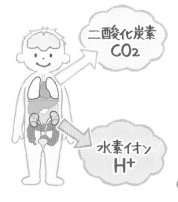

二酸化炭素
CO₂

水素イオン
H⁺

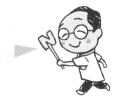

肺は呼気からCO₂を、腎臓は尿からH⁺を排出することで、酸を捨てる働きを担っています。

図1 pH値を調整する肺と腎臓の働き

血液のpHを適切な値に保つための臓器である肺や腎臓が、ちゃんと適切に作動しているかどうかを見る指標として、動脈血中の二酸化炭素分圧（$PaCO_2$）と重炭酸イオン（HCO_3^-）という物質を測定しているわけです。水素イオンは直接測定できないので、その代わりとして重炭酸イオンを測定します。

pHを見てわかること：アシデミアとアルカレミア

　動脈血ガスのpHは7.400 ± 0.05という非常に狭い範囲が正常範囲で、それから少しでもずれると体は生命活動を維持することができず、危険な状態になります。正常範囲よりも**酸性**方向、つまりpHが**低い**方向に逸脱している状態を**アシデミア**、逆に**アルカリ性**の方向、つまりpHが**高い**方向に逸脱している状態を**アルカレミア**といいます（**図2**）。

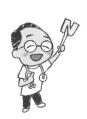

正常範囲よりもpHが低い状態をアシデミア、pHが高い状態をアルカレミアといいます。

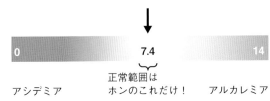

図2　pH＝7.400±0.05が正常

　血ガスを採ったときに何をまず見るべきか？　**とにもかくにもpH**であります。

　pHが異常（アシデミアまたはアルカレミア）である場合、直ちに何らかの措置を講じないと生命が危険にさらされることになるからです。ですからpHを見たときに言うべき台詞は、「アシデミア」か「アルカレミア」か「正常範囲」かのどれかです。ここでは「アシドーシス」とか「アルカローシス」という言葉は使いません。後に出てきますので少しお待ちください。

　pHを確認したら次に、pHがそうなっている理由を考えます。pHが異常になっている理由は、肺か腎臓の問題で、酸の排出が異常になっていて異常に酸が溜まる、もしくは少ないという状況になっていることによります。肺の問題である場合、**CO_2の値が異常**になり、腎臓（または代謝）の問題である場合には重炭酸イオン（HCO_3^-）**の値が異常**になりますので、**これらの値を見ればpH異常の原因がわかる**わけです。

PaCO₂、重炭酸イオンを見てわかること：アシドーシスとアルカローシス

　具体的には$PaCO_2$が正常範囲よりも増えている場合、肺の問題でCO_2が多すぎる、すなわち酸性物質が多すぎることで酸性方向へ動かす力が働いていることになります。こういう状態を呼吸性アシドーシスといいます。逆に$PaCO_2$が正常範囲よりも低い場合、肺の問題で酸性物質が少なすぎることによって、アルカリ方向へ動かす力が働きます。こういう状態を呼吸性アルカローシスといいます。

　すなわちアシドーシスというのはpHが酸性かアルカリ性かではなく、**アシデミア（酸性）**に向か

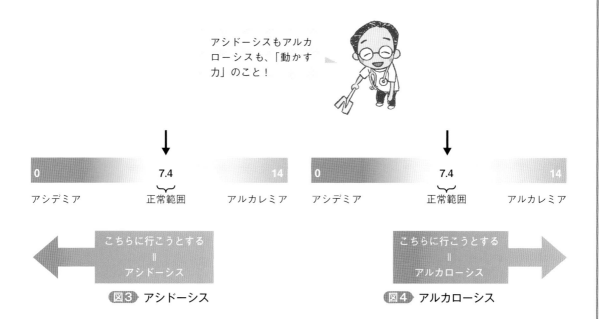

アシドーシスもアルカ
ローシスも、「動かす
力」のこと！

0	7.4	14
アシデミア	正常範囲	アルカレミア

こちらに行こうとする
＝
アシドーシス

図3　アシドーシス

0	7.4	14
アシデミア	正常範囲	アルカレミア

こちらに行こうとする
＝
アルカローシス

図4　アルカローシス

わせる力、そういう方向性のことをいい（図3）、逆にアルカレミア（アルカリ性）に向かわせる
力をアルカローシスというのです（図4）。

　一方、重炭酸イオンを見ると、重炭酸イオンはアルカリ性物質ですから正常範囲よりも増えている
場合、腎臓（または代謝）の問題でアルカリ方向へ動かすことになり、代謝性アルカローシスといい
ます。重炭酸イオンが正常範囲よりも少ない場合はその逆で、代謝性アシドーシスといいます。

　pHを見たときにアシドーシスとかアルカローシスといわれる方がおられますが、「アシドーシス」「ア
ルカローシス」というのは**動かす力**のことであって、**pHはその結果である**ということに注意が必要
です。

代償作用の仕組み

　ここまではほぼ自動的に決めることができると思いますが、ここからもう少し体の不思議、素晴ら
しい仕組みを学びましょう。

　呼吸か腎臓（あるいは代謝）の問題で、酸性もしくはアルカリ性にpHが傾くと、通常体はそれを
何とかして正常範囲に戻そうとします。酸性・アルカリ性の調節は肺と腎臓でするわけですから、例
えば肺が異常になれば、反対側の腎臓がpHを調節しようとするわけです。ただし**代償はすぐに起こ
るわけではありません**。

　例えば代謝性アシドーシスになったとき、pHが酸性に向かいます。それを化学受容器というモニ

ターが感知して、呼吸を調節、つまり呼吸を大きく（換気量を多く）してCO_2をたくさん排出し、わ
ざと呼吸性アルカローシスにするのです。

　有名なところでは、糖尿病性ケトアシドーシスのときのクスマウル大呼吸や、敗血症性のときの
qSOFAにもあるように呼吸数が増加する、といったことが知られています。このようにpH異常を
感知して呼吸の状態が動くのも、一瞬にして起こるわけではなくて、数時間以上、時間がかかります。

　逆に呼吸性の問題でpH異常になったときに、腎臓がどうやって代償するかというと、尿の中に水
素イオンを排出する量を調節することで行うわけです。そのため尿をたくさん作らないと代償自体が
始まらないということになり、それには数日間かかるといわれています。

推測できること

　ですから呼吸、もしくは腎臓（あるいは代謝）の問題で、アシドーシスもしくはアルカローシスに
なっている場合、違う方がアルカローシスないしはアシドーシスになっているかどうかを見ることで、
問題が起こってからどれぐらい時間が経っているかを推測することができるのです。

　例えばpH＜7.35のアシデミアで、代謝性アシドーシスになっていて呼吸性アルカローシスにもな
っている場合、代謝性アシドーシスになってからある程度時間が経って呼吸性アルカローシスで代償
されている、だけれども代償しきれていなくてアシデミアなんだなと考えることができます。

　同じアシデミアでも、呼吸性アシドーシスになっているにもかかわらず代謝性アルカローシスでは
ない、重炭酸イオンが正常範囲であるという場合、呼吸性アシドーシスになってから数日も経過して
おらず、比較的急性期であると解釈されます。

血ガスの見方

　これまでのことをまとめて、血ガスの見方を順番
に整理しましょう。

　血ガスの結果を見たときは**まずpHを見ます**。そ
もそも血ガスの検査をするということは、血液のpH
が異常かどうかを見て、命に関わる状態か、介入補
正が必要なのかどうかを判断するためだからです。

血ガスは、まずpHを
見る！　▶

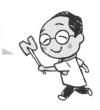

　酸素の値を見たいのでしたら酸素飽和度を指で測ればいいことですし、CO_2や重炭酸イオンの値は
pHが異常な原因を知るために重要なのであって、それそのものの重要性はpHには及ばないのです。

　まずpHを見て語るべき言葉は「アシデミア」「アルカレミア」「正常範囲」のいずれかです。pHが正常範囲であれば、とりあえず早急に対応すべき病態ではありません。慌てる必要はないのです。しかしアシデミア、もしくはアルカレミアであれば何らかの対応が必要です。その対応はどうすべきか、それは原因が「肺なのか」「腎臓なのか」「代謝なのか」によって考えることになるので、pHを見たら次に**PaCO₂**および**重炭酸イオン**（HCO₃⁻）の数値を確認します。

　アシデミア、あるいはアルカレミアの場合、そうなっている理由が**呼吸性なのか代謝性なのか**を確認します。例えばアシデミアの場合、呼吸性アシドーシスがあるのか代謝性アシドーシスがあるのかを確認するわけです。

　それからpHが異常になっている**原因**と、違う方（pH異常の原因が肺であれば腎臓、腎臓や代謝であれば肺）が、**異常と逆方向に動いているか**どうかを確認します。

　例えば呼吸性アシドーシスになっていれば、体の反応（代償）として、代謝性アルカローシスが生じます。

　このように代償が起きていれば、ある程度長い期間その状態であり、代償が起こっていなければその反応は急性期であるということがわかります。

鑑別診断

　アシドーシス・アルカローシスの原因が肺か腎臓か代謝か見当がついたら、次に鑑別診断を考えます。呼吸性アシドーシスの原因には表4のようなものがあります。

　基本的に呼吸性アシドーシスは換気量が減ってCO₂が溜まった状態です。ですから重症COPDで生じるCO₂ナルコーシスのような、肺疾患による呼吸性アシドーシスもありますが、肺以外の臓器、特に**神経筋疾患**や**中枢**の問題で呼吸運動が妨げられて起こることも多いのです。

　呼吸性アルカローシスは、換気量が増えてCO₂が飛んだ状態です。呼吸器疾患でしたら、低酸素になり換気応答が刺激されて換気量が増えた結果見られます。あるいは過換気症候群や疼痛による刺激、薬剤によるものなど、これらは肺疾患ではない状態で起こります（表5）。

表4 **呼吸性アシドーシスの原因**

換気量（＝1回換気量×呼吸数）が減ってCO₂が体内に貯留する
- COPDなどの閉塞性肺疾患
- 肺胞低換気症候群や脊柱側湾症など
- 神経筋疾患（胸郭運動が低下）
- 薬剤での呼吸抑制

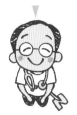

どちらも、肺疾患に限らないですね。

表5 **呼吸性アルカローシスの原因**

換気量が増えてCO₂が体内から出て行く
- 低酸素による呼吸刺激（換気量の増加）
- 過換気症候群
- 疼痛による呼吸促迫
- サリチル酸などの薬剤中毒

"呼吸性なんとか（アシドーシスやアルカローシス）"は肺からのCO_2排出の問題で起こるわけですが、**肺自体の疾患で起こることは意外に多くないのですね。**

代謝性アシドーシスの原因は酸が異常に産生されて溜まる場合と、重炭酸イオンが排出されることによって相対的に酸が増える場合とがあります。こちらも**必ずしも腎臓が原因というわけではありません。**

原因としては、何らかの病態によって余計な酸（有機酸：乳酸、ケトン体、リン酸など）が大量に産生され、酸性に傾くということが多いです。ただ有機酸はかつてなかなか気軽に測定できなかったので、実際に有機酸が増えているかどうか、アニオンギャップを計算することで評価します。

アニオンギャップって？

アニオンって何でしょう？

血液の性質として、先ほどからさんざん出てきた酸性・アルカリ性というもの以外に、プラスとマイナス（イオンの性質）というものがあります。プラスイオン（陽イオン）をカチオンといい、**マイナスイオン（陰イオン）をアニオンというのです。**ヒトの体液は電気的に釣り合いが取れていて、体内に存在するカチオンとアニオンの量は等しくなっています（図5）。イラン有機酸は陰イオンに含まれ、有機酸が増えると陰イオンが増えることになります。

有機酸はなかなか気軽には測定できませんので、比較的簡単に測定できるナトリウムから塩素イオンと重炭酸イオンをひいたもの（アニオンギャップ：産生された有機酸が含まれます）を計算して、**イラン有機酸が産生されているかどうかを評価します**（図6）。アニオンギャップが異常に増加しているということは、イラン有機酸が産生されているということになります。

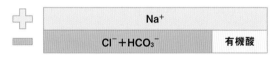
- 体内のカチオン（陽＜＋＞イオン）とアニオン（陰＜－＞イオン）の合計はほぼ同じ
- 有機酸はアニオンに含まれる

図5 カチオンとアニオン

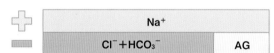
体内の気軽に測定できるカチオン（Na^+）とアニオン（Cl^-とHCO_3^-）の差がAG（＝測定したい有機酸）
$AG=(Na^+)-\{(Cl^-)+(HCO_3^-)\}$
- 正常値は12±2mmol/L。

図6 アニオンギャップ（AG）

　代謝性アシドーシスの原因で、アニオンギャップが増加するものは 表6 のようなものがあります。アニオンギャップが増加しないもので多いのは重炭酸イオンが失われたパターンで、下痢や尿細管アシドーシスがあります（ 表7 ）。腎障害、特に尿細管の障害ではこのように代謝性アシドーシスになることがあります。また、腎不全になって尿毒症のような状態になるとリン酸が排出されなくなって体内に蓄積し、代謝性アシドーシスになってきます。

　代謝性アルカローシスの原因は酸が失われることが多いですが、それ以外にも 表8 のようなものが挙げられます。

表6 アニオンギャップが増加する代謝性アシドーシスの原因

- 敗血症・乳酸アシドーシス（乳酸）
- 糖尿病性ケトアシドーシス（ケトン体）
- 飢餓状態（ケトン体）
- 尿毒症（リン酸）
- 中毒（メタノールなど）

表7 アニオンギャップ増加を伴わない代謝性アシドーシスの原因

- 下痢（消化液とともにHCO_3^-が失われる？）
- 尿細管アシドーシス（尿細管でのHCO_3^-再吸収が障害される）

表8 代謝性アルカローシスの原因

- 嘔吐で胃酸を喪失する
- ループ利尿薬の長期間投与
- HCO_3^-を含む物質の摂取・投与
- 低カリウム血症（細胞内のK^+と血中のH^+が入れ替わり、H^+が細胞内に入る）
- 長期間の呼吸性アシドーシスを代謝性アルカローシスで代償しているところへ強制換気を行って、呼吸性アシドーシスを是正した。その結果、代謝性アルカローシスだけが残った

代謝性アシドーシスには、アニオンギャップが増加するものとしないものがあります。

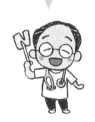

引用・参考文献

1）3学会合同ARDS診療ガイドライン2016作成委員会編. ARDS診療ガイドライン2016. https://www.jsicm.org/ARDSGL/ARDSGL2016.pdf（2019年1月27日閲覧）
2）長尾大志. やさしイイ血ガス・呼吸管理. 東京, 日本医事新報社, 2016, 224p.

P/F比とA-aDO₂

血ガスを取ったときに必ず計算できるようにしておきたいものとして、
・P/F比
・A-aDO₂
があります。

これらは肺が酸素を取り込んで動脈血に送り込む効率を表す数値です。同じPaO_2でも、吸入している酸素の濃度（F_iO_2）が異なれば意味は違いますから、同じ土俵で酸素化を比較できる指標が欲しいわけです。

シンプルなのはP/F比です。これはPaO_2をF_iO_2で割るだけで得られます。

P/F比＝PaO_2÷F_iO_2

例えばPaO_2が100TorrでF_iO_2が0.5の場合、P/F比は100÷0.5＝200となります。

P/F比を実際に使う場面としては、人工呼吸器をつけていてF_iO_2がちょいちょい変化する、というようなときに、果たして状態が良くなっているのかどうか判断するのに使います。
それからARDSの定義、軽症／中等症／重症の分類にはP/Fを使います。

ARDSの定義

> • 侵襲や呼吸器症状（出現/増悪）から1週間以内の経過である、呼吸不全（PaO_2/F_iO_2≦300）を伴う胸部X線写真上両側性の陰影
> • 胸水、無気肺、結節（腫瘤）では陰影のすべてを説明できない
> • 心不全、輸液過剰では呼吸不全の原因を説明できない
> ◎軽症（mild）
> 　P/F比が201〜300（PEEP、CPAP≧5cmH₂O下にて）
> ◎中等症（moderate）
> 　P/F比が101〜200（PEEP≧5cmH₂O下にて）
> ◎重症（severe）
> 　P/F比が100以下（PEEP≧5cmH₂O下にて）

「ARDS診療ガイドライン2016」[1] より引用

A-aDO₂は、以下の式で計算されます。少しややこしい式ですが、これはちょっと覚えておかないとしょうがないところではあります。

・室内気吸入下でのA-aDO₂を求める式

A-aDO₂＝150－PaO_2－$PaCO_2$÷0.8

・F_iO_2が既知の場合、A-aDO₂を求める式

A-aDO₂＝（760（大気圧）－47）×F_iO_2－PaO_2－$PaCO_2$÷0.8

こちらも呼吸の状態によって酸素化が左右されるところを、できるだけ正味の評価をするための数値です。

日頃の疑問に答えます!
とことんQ&A

酸素化・換気・血ガス関連

Q & A 1~21

日頃の疑問に答えます！とことんＱ＆Ａ
〈酸素化・換気・血ガス関連〉

 新人スタッフから
よくある質問
★☆☆

 ２～３年目のスタッフ
はじめ、多くの方から
よくある質問
★★☆

 中堅～ベテランスタッフ
からよくある鋭い質問
★★★

 スペシャリストからの
ややマニアックな質問
？？？

Q1

質問カテゴリー　#SpO₂　#動脈血ガス分析

★☆☆

血ガスの報告は、どの順番で報告したらいいですか？ 結果を電話報告するときにどう伝える方がいいのか、順番があれば教えてください。

医師がまず知りたいのはpH

医師が血ガスを採るとき、いったい何を見たいのか？ というと、何はなくともpHだと思うのですね。なぜかというと、pHが動いている、すなわちpH＜7.350（アシデミア）、pH＞7.450（アルカレミア）であれば、直ちに生命維持のために「何か」をしなくてはならない。

何かしなくてはならないのか、しなくてもいいのか、それを判断するのがpHですから、血ガスを採った医師がまず確認したいのは、pHだろうと思われます。少なくとも私はそうです。

もちろん、PaCO₂も、HCO₃⁻も、pHが動いている理由を知るためには必要な項目です。でもpHが正常範囲であれば、例えば呼吸性アシドーシスがあっても、

慌てて対処する必要はないのです。

　ですから、まずpHを報告いただき、次にその理由となるPaCO₂、HCO₃⁻、そしてPaO₂、あとBE……という感じで報告いただくのが一つ。

　人工呼吸器装着中など、呼吸状態が問題になるときには、まずpH、次にPaCO₂とPaO₂、そしてHCO₃⁻とBE……という感じで報告いただければいいのではないでしょうか。

Q2

質問カテゴリー　#血ガス測定　#静脈血分析

★☆☆

　静脈採血での血ガス分析をする意味（意義）を教えてください。最近来られた内科の先生が、よく静脈での血液ガス分析をされます。

代謝性アシドーシスの状態を確認したい場合、静脈血ガスでよいことも

　私たちが呼吸に関して「うまくいっているかどうか」を見る場合、pHだけではなく、酸素と二酸化炭素の量（分圧）を見たいものですから、必ず動脈血ガスを採取します。

　一方で、呼吸器疾患だけではない、救急の現場、クリティカルケアの領域であれば、例えば敗血症をはじめとする代謝性アシドーシスの状態を確認したい場合には、pHや重炭酸イオン（HCO₃⁻）の数字がわかればいいですね。こういう場面でしたら静脈血ガスでもよいかと思います。PaO₂やPaCO₂だけでなく、**pHやHCO₃⁻も正常範囲が微妙に異なりますので、判定には注意**が必要です。

動脈血ガスの正常値

pH	PaCO₂（動脈血ガス二酸化炭素分圧）	PaO₂（動脈血ガス酸素分圧）	HCO₃⁻（重炭酸イオン）	BE（塩基過剰）
7.400	40Torr	80Torr	24mEq/L	0mEq/L

静脈血ガスの正常値

pH	PvCO₂（静脈血ガス二酸化炭素分圧）	PvO₂（静脈血ガス酸素分圧）	HCO₃⁻（重炭酸イオン）	BE（塩基過剰）
7.37	48Torr	40Torr	26（24～28）mEq/L	2

29

Q3

質問カテゴリー　#SpO₂　#動脈血ガス分析

★☆☆

医師が人工呼吸器設定変更後に「30分後に血ガス採っといて」と言います。30分の根拠って何ですか？

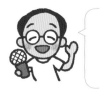

酸素投与の効果は、20〜30分経過してから判断を

通常は酸素投与開始後、あるいは酸素流量変更後、20〜30分経過してから血ガスを採ることになっています。そのぐらい経過したらガスが安定している、ということです。

Q4

質問カテゴリー　#酸素化・換気の評価　#酸素中毒

★★☆

酸素中毒とはどのような障害が起こるのか教えてください。

肺胞上皮が障害され、びまん性肺胞障害が起こる

F_IO_2 が100％に近いような高濃度酸素に肺が長時間曝露されると、肺胞上皮が障害されてARDSのような「びまん性肺胞障害」が生じるとされています。一つの目安として、F_IO_2 が60％以上の状態が長時間（1〜2日）にわたることは避ける方がよさそうです。

Q5

★☆☆

CO_2 が溜まりすぎると、外になかなか出ていかなくなるのは、どうしてですか？

意識障害が起こり呼吸が減弱する

CO_2 が貯留して、呼吸性アシドーシス〜アシデミアになると、意識障害が起こってきて、呼吸中枢の異常→自発呼吸が減弱します。

CO_2 を外に出すには呼吸をしなくてはならないのに、**呼吸が減弱してしまって、余計に CO_2 が溜まってしまう**、それが CO_2 ナルコーシスなのです。意識障害が起こるので余計に換気量が減り、CO_2 を外に出しにくくなるということです。

Q6

質問カテゴリー　#血ガス測定　#酸素化・換気の評価　#A-aDO₂

★★☆

ある本に「A-aDO₂ を計算して低酸素の原因検索をする」と書いてあったのですが、現場では有効ですか？

A-aDO₂ が正常であれば、低酸素の原因が低換気である可能性が高い

A-aDO₂ を計算することだけで低酸素の原因がわかるわけではありませんが、A-aDO₂ が正常であれば肺の障害は少なく、低酸素の原因が低換気である可能性が高いと考えられます。

Q7

★☆☆

pH＜7.25で生命の危険が生じるのはなぜですか。酵素などが働かなくなる（代謝に問題が出る）と考えて間違いないでしょうか。

タンパク質が変性し、酵素の働きが低下する

その通りです。タンパク質が変性し酵素の働きが低下してしまうことによって、生命の危険が生じます。（→p.19参照）

Q8

★★☆

アシデミア・アルカレミアに傾くとどうなるのですか。その治療方法は何ですか？

アシデミア・アルカレミアの治療は原因によってさまざま
「呼吸のことは、呼吸で解決」

血液のpHが適正値から逸脱する（アシデミア・アルカレミアに傾く）と、体内のタンパク質や酵素が変性してしまい、細胞本来の働きができなくなります。結果、生命維持ができなくなってしまうのです。

その治療方法ですが、アシデミア→アルカリを加える、アルカレミア→酸を加える、**ではありません**。治療は原因によって異なります。

例えばその**原因が呼吸性**でしたら、**呼吸性に解決する**、それが原則です。

CO_2が溜まって起こる呼吸性アシドーシスであれば、人工呼吸でCO_2を飛ばして**アルカリ方向に持っていく**。過換気でCO_2が飛びすぎ→呼吸性アルカローシス

であれば、**呼吸を落ち着ける、換気を減らすこと**で、酸の方向に傾ける、というのが治療になります。

　代謝性アシドーシスでアシデミアになっている場合は、大原則は「**原疾患の治療**」です。敗血症なら抗菌薬やドレナージ、ケトアシドーシスなら大量輸液と少量インスリン、などなど。

Q9

質問カテゴリー　　#酸塩基平衡　#HCO₃⁻

　呼吸性ではなく、代謝性アシドーシス、アルカローシスから始まる疾患は何でしょうか（腎臓だけでしょうか？）

★★☆

腎臓だけでなく、さまざまな病態があります

　p.25の表の通りで、腎臓の問題もありますが、それ以外に酸が産生されることによる代謝性アシドーシス、酸が排出されることによる代謝性アルカローシスなど、さまざまな病態があります。

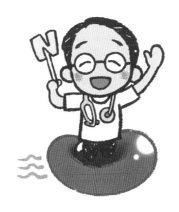

Q10

 ★★☆

質問カテゴリー #酸塩基平衡 #pH

救急外来ではアシデミアの患者さんを見ることが多く、アルカレミアは見たことがありません。なぜアシデミアが多いのですか？ 気のせいでしょうか？

アシドーシスになる原因疾患の方が多い

気のせいではないと思います。アシドーシス、アルカローシスの鑑別診断（→p.23参照）を見ていただくと、アシドーシスになる原因疾患の方が多いしコモンだと思われませんか？ 特に救急の現場だと、アルカローシスで困るということはそれほどないように思います。

Q11

 ★★☆

質問カテゴリー #酸素化・換気の評価

吸気時以外でも、もちろんガス交換はされてるんですよね？

呼気時にもガス交換はされ続けています

吸気時は肺胞が膨らみ、呼気時はしぼみますが、呼気時にも肺胞が完全に虚脱してしまうわけではなくて、中に空気が残っています。**肺胞の中に空気がある限り、ガス交換はされ続けている**のです。

陽圧換気時に、呼気の最後で気道内圧がゼロになってしまうと、肺胞が虚脱して肺胞の中の空気がなくなってしまい、ガス交換ができなくなってしまうために酸素化が悪化します。これを防止するためにPEEPをかけて呼気時の肺胞の虚脱を防止するわけです。PEEPをかけると酸素化が良くなるのは、呼吸に関与する肺胞の数を増やす、という理屈があるのです。

Q12

★★☆

質問カテゴリー　#酸塩基平衡　#代償

　急性にアシドーシス、アルカローシスが起きている場合には、薬剤や
人工呼吸で治療をするというのは何となく理解できるのですが、代償機
能が働き始めている場合はどのような治療になりますか？

pHが異常であれば急性期と同様の対処が必要

　代償が働いていても結果的にpHが異常になっている場合は、直ちになんとか
しないと生命の危険があるわけですから、急性期と同様のきちんとした対処が必
要です。

Q13

★☆☆

質問カテゴリー　#酸塩基平衡　#代償

　代償しきれなくなった際の血ガスの値はどのようになりますか？

アシデミアやアルカレミアになる

　代償しきれなくなった場合はpHに影響が及び、アシドーシスからアシデミア
になったり、アルカローシスからアルカレミアになったりします。（→p.21参照）

Q14

質問カテゴリー　#酸塩基平衡　#BE（過剰塩基）　#アニオンギャップ

よくBEについて記載されていますが、BEってあまり見ませんか？
看護師でもやはり理解しておいた方がよいですか？

★★☆

PaCO₂が異常なときには役立つ数字

　BEとはbase excess、すなわち日本語で言うと塩基過剰です。これに関しても
よく質問をいただきます。基本的に代謝性アシドーシスかアルカローシスの判断
は重炭酸イオンで行いますが、実は血中のCO_2の濃度によって、重炭酸イオンの
基準値自体が上下するのです。つまりPaCO₂が異常になっていると、重炭酸イ
オンの正常値そのものも変わってしまうので、正常か異常かの判断が難しくなる
のです。

　そこで、仮にPaCO₂が40、つまり正常である、と仮定したときの重炭酸イオ
ンの濃度を計算で求めて、その基準値を0として、どれだけアルカリ性物質が多
いか（＝塩基過剰）を表したものがBEになります。

　ですから**PaCO₂の値にかかわらず、基準値は0±2mmol/L**で、＋2より大き
い場合は重炭酸イオンが過剰、つまり代謝性アルカローシスと診断し、－2より
も小さい場合は代謝性アシドーシスと診断されます。PaCO₂が異常なときには役
立つ数字ですので、理解しておかれるといいでしょう。

Q15

★★★

質問カテゴリー　　#酸素化・換気の評価　#人工呼吸

　CPAP→SIMVモードに切り替えたら、急にSpO₂が90％を下回った患者さんがいました。もともと自発呼吸はある方で、人工呼吸とその自発呼吸が合っていないような感じはあるのですが、なぜ急にSpO₂が下がってしまったのでしょうか？
　（このときは、当直医師にコールして血ガスを採り、pHもCO₂も正常ということでこのまま様子を見ることになりました。その後、かなり時間をかけて90％前後→90～95％まで戻せました）

呼吸器と呼吸が合っているかどうか

　実際の患者さんの状況、呼吸の様式や呼吸数などを拝見していないので、なぜなのかはっきりしたことは申せませんが、モードが変わったときに急にSpO₂が変わったということは、やはり呼吸器と呼吸が合っていなかったのではないでしょうか。

Q16

★★☆

質問カテゴリー　　#SpO₂　#動脈血ガス分析

　肺炎が軽快した患者さんの呼吸音が聴取しづらく、息が苦しいと訴えてきます。外見上、特に変わった様子はなく、SpO₂も95％以上あります。何が考えられますか？

喫煙歴とＸ線、肺機能検査で確認を

　両側の呼吸音減弱があるのでしたら、**COPDがもともとある患者さんで、肺炎を契機に増悪し、これまで隠れていた症状が顕在化した、ということかもしれ**ません。そういう事例は山ほど経験しています。喫煙歴の確認と胸部単純Ｘ線写真、肺機能検査をぜひお願いしたいと思います。

Q17

★★★

質問カテゴリー　#酸素化・換気の評価　#過換気

　救急外来で働いています。過換気の患者さんがよく搬送されてくるのですが、過換気症状が落ち着くと入眠されて、SpO₂が低下しはじめるときがあります。声掛けして覚醒させるとSpO₂も戻るのですが（95％くらい？）再び入眠してしまい、SpO₂が低下、そして声を掛けるということが続きます。

　このとき、患者さんの身体はどんな状態になっているのでしょうか？身体的には酸素投与をした方がよいのでしょうか。気持ち良さげに寝ているので、声掛けするのもはばかられます。

酸素吸入を併用した方が安全

　過換気の症状が落ち着いた後、一時的に低換気になることがあります。特に入眠されたりするとストンと換気量、呼吸数が低下したりします。**酸素は体内に溜めておけないので、低換気になると新鮮な酸素が供給されず、低酸素血症になる**わけです。声をかけて覚醒すると呼吸数は戻ってきますので、SpO₂も戻ってくるわけです。

　このようなことがありますから、過換気発作の治療時には酸素吸入を併用した方が安全であるとも言われています。

Q18

質問カテゴリー　#SpO₂　#動脈血ガス分析

★★★

訪問看護勤務です。

COPD（O₂ 3L/minカニューラ）、前立腺肥大症（自己導尿2回/day）の利用者です。SpO₂ 97％ほどでも呼吸困難が出現することもあるかと思えば、SpO₂ 94〜95％でも呼吸苦を訴えられないこともあります。その因果関係を教えてください。

また、頻脈であり、常に100〜110回/min前後あります。本人はずっと前からだと言われます。COPDと頻脈の関係性はあるのでしょうか。時々下肢の浮腫も出現します。体で何が起きているのかわからないので教えてください。

「呼吸困難」は本人の意識と身体の解離

「呼吸困難」は、本人の「これくらいでちゃんと呼吸できているつもり」と、「実際の状態」の解離によって生じます。**呼吸に際して本人が思っている以上に努力が必要であると、呼吸が「困難である」と認識されやすい**、と理解していただくといいかもしれません。

わかりやすいのは低酸素による呼吸困難ですが、これは低酸素→組織がもっと酸素をくれという→**呼吸数を増やし、一回換気量を増やし（努力して呼吸）**→その努力を感知→呼吸困難感、という説明が理解しやすいでしょう。

COPDですとそれ以外に、**閉塞性障害→吸気、呼気の抵抗感から呼吸困難感を自覚**、ということもあります。ほかの疾患でも、低酸素以外の機序で呼吸困難が起こることは多々経験されます。SpO₂だけが呼吸困難の原因ではないことは、ぜひ知っておいていただきたいと思います。

COPDと頻脈の関係

COPDと頻脈の関係はいろいろなことが想定されます。例えば低酸素があれば、それだけでも頻脈となりますし、COPDでよく使われる**LABA長時間作用性β₂刺激薬の副作用で頻脈（動悸）**があります。また、**COPDに右心不全を合併しやすいこと**も知られています。浮腫の存在からは、右心不全がありそうですね。心不全でも頻脈となります。

Q19

#SpO₂ #動脈血ガス分析

？？？

うちの医師に人工呼吸器がついている患者さんの喀痰吸引の前に、ジャクソンリースによる徒手換気を行うことを推している人がいます。教科書などによると肺胞が破れるリスクの方が大きいためあまり勧められないと書いています。

ジャクソンリースでアシストして痰を押し上げたり低酸素を予防するのは先生的には正解ですか？

圧をモニターせずに行うと高い圧がかかる危険も

圧をかけることで痰を押し上げ、吸引しやすくする、ということですね。圧のモニターをしない状態で、痰を押し上げるべく徒手換気をすると、知らず知らず高い圧がかかる危険性がありますし、私としてはお勧めはしません。

するとしても、**スクイージングやスプリンギングなど、胸郭に圧をかける**のがお勧めでしょう。

Q20

#CO₂ナルコーシス

？？？

透析室勤務の看護師です。

数年前よりCOPDによるHOT（在宅酸素療法）使用中で、体力低下や家族の介護困難で入院してきた透析患者さんがいます。既往歴に間質性肺炎あり。入院直後にインフルエンザにかかり、現在うっ血性心不全を併発しているためドライウェイト（透析時基本体重）調整中です。

労作時にはSpO₂ 80％台への低下があり、O₂ 2.5L/min鼻カニューラ投与で対応中ですが、医師からの指示で「SpO₂ 85％以下で0.5L/minずつアップ。最大5L/minまで投与可」とありますが、血ガスを採らない状態でこの指示は適切なのでしょうか？ 患者さんは常に軽度の努力呼吸およびやや頻呼吸です。

血ガスが採れない場合に確認していただきたいこと

　私のセミナーできちんとしたやり方を学ばれた看護師さんから、ご自身の勤めておられる施設とのギャップに悩まれたご質問をいただくことが多々あります。本当に困りますよね……。

　しかしこれが現実です。呼吸器内科のトレーニングをきちんと受けたドクターでないと、酸素投与法に興味がない、あるいは、施設の事情で血ガスが採れない、などなど、「血ガスを採取して評価し、CO_2ナルコーシスのリスクを勘案して酸素投与法を決める」ことができない施設は山ほどあるようです。

　現実がそうであるなら、その上でどうするか、って話ですけど、ご質問のようなケースではどうすればいいでしょうか。

　一番簡単？ なのは、血ガスを採ってみる、ということなのですが……。

　確認していただきたいのは、**過去にCO_2ナルコーシスの既往があるか**、COPDと間質性肺炎が合併しているようですが、**過去に肺機能検査をされているか**、というあたりです。肺機能検査で閉塞性障害があれば呼吸抵抗があるということですので、CO_2が貯留する可能性はあると思いますが、あまり閉塞性障害がないという状況ですと、CO_2は貯留しにくいかもしれません。

医師の指示にはどう対応するか

　この指示が出て、実際どうするかということですが、**とにかく大切なことはO_2を増やした後にしばらくしっかりと観察をしていただく**、ということ。つまりO_2を増やした後に意識レベルが低下するかどうか、呼吸数が減ったりしないかどうか、これをしっかりと観察していただきたいのです。

　意識レベルの変調、呼吸数の低下はCO_2ナルコーシスの危険信号です。それ以外に高CO_2の症状として、頭痛、顔面紅潮、発汗、四肢の不随意運動（羽ばたき振戦）、血圧上昇などを観察していただきたいと思います。

Q21

? ? ?

質問カテゴリー　#酸素化・換気の評価　#COPD　#呼吸困難

　人工呼吸器を希望していなくてCOPDあり。呼吸が苦しそうでSpO₂も計測できない患者さんにどう関わっていけばいいのでしょうか…。医師は血ガスを採ったりしないので、酸素を上げていいのか迷います。鎮静をかけた方が楽なのでしょうか…。

鎮静をかけるのは厳禁！

　これはつらい状況ですね。COPDがあって呼吸が苦しそう、ということは、低酸素血症であったり、高二酸化炭素血症であったりということが考えられます。筋としては、CO₂貯留があるかどうかを血ガスで判断し、SpO₂が90％ギリギリぐらいになるように酸素流量を調節する、という感じになると思います。それなのにSpO₂も計測できない、医師が血ガスも採らない、となりますと一体どうすればいいのかわからないと思います。

　多分私も血ガスもSpO₂も測定できない施設で働くとなったら、どうしていいのかわからないと思います…。鎮静をかけると、下手をするとそれがきっかけで呼吸停止になり、大変な問題になる恐れがあるので、絶対にやめたほうがいいと思います。**一番いいのは医師に働きかけて状況を変えること**かと思いますが…。

たのしイイ 酸素投与療法・ ハイフロー セラピーの 基礎知識

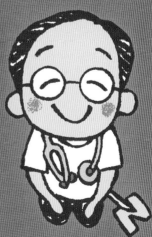

3時間目

たのしイイ
酸素投与療法・ハイフローセラピーの
基礎知識

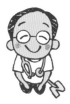

人工呼吸器業界だけでなく、酸素業界も、用語が入り乱れ
すぎ！ですね。
なので、とにかく、あまりごちゃごちゃ書かずに、「重要
な大原則だけをシンプルに」書いていこうと思います。

酸素投与システムの大原則

　低流量システムと高流量システムですが、これは結論を先に書きますと、**流量が30L/min以上流せるシステムが高流量（ハイフロー）で、それ未満の流量しか流せないシステムを低流量（ローフロー）といいます**。まずこれが原則です。

　物事をシンプルにするために、あえて言い切りますと、

高流量システム……「こちらが設定したF_IO_2（吸入酸素濃度）をそのまま患者さんが吸う」システム

低流量システム……「F_IO_2が定まらない（こちらが流した酸素だけでなく、周りの空気を吸い込むことにより、設定よりもF_IO_2低くなる）」システム

ということになります。

　低流量システムでの「F_IO_2」は、あくまで目安であり、仮のものですが、高流量システムでは設定通りのF_IO_2を吸っている、という前提となります。

　その心は。

　健康な成人が安静換気をしているとき、1回に呼吸する空気の量を一回換気量といいます。一回換気量はだいたい500mL程度。そしてそれを吸い込むのに、だいたい1秒かかる（吸気時間）としますと、その流量は500mL/secとなります。

　この500mL/secをまかなえる流量を流すことができるシステムが高流量システム、それ未満のものが低流量システムです。

500mL/secを1分あたりに換算すると、500mL×60秒＝30,000mL＝30L、つまり**30L/min**ですので、この30L/min以上を流せるシステムが高流量システムなのです。

30L/min以上を流すと、息を吸い込むときに流れてきた空気（混合気）だけを吸い込み、周りの空気を吸い込みませんが、30L/min未満であれば周りの空気を吸い込むことになるのです（**図1**）。

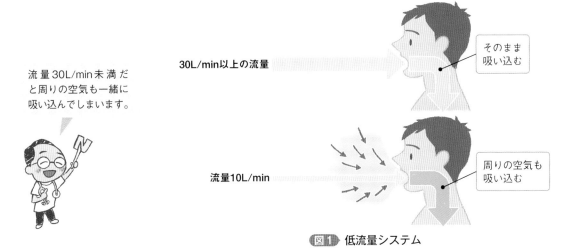

流量30L/min未満だと周りの空気も一緒に吸い込んでしまいます。

30L/min以上の流量
そのまま吸い込む

流量10L/min
周りの空気も吸い込む

図1 低流量システム

低流量システム

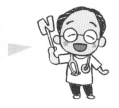

低流量システムの代表は、鼻カニューラ（カニュラ）、シンプルマスク、そしてリザーバーマスクあたりです。

鼻カニューラ

鼻カニューラ（**写真1**）は皆さんご存じと思いますが、一番シンプルで簡便な酸素投与器具です。2本のチューブを鼻孔に当てて、酸素を流します。通常5L/minまでの流量で使われます。

流量とF_IO_2の関係は**表1**の通りです。この対応表はあくまで目安です。

覚え方としては、**酸素なしでF_IO_2 21％、1Lで24％、その後は1Lにつき4％ずつ増えていく**、というものが覚えやすいでしょう。

この調子でいくと6L/minなら44％、7L/minなら48％……となるのかというと、そうはいきません。限界があります。5L/minぐらいまでしかこんなふうにはF_iO_2は上がらないのです。

加えて6L/min以上になると、空気の勢いで鼻腔粘膜が乾燥し、痛みの原因になったり、鼻出血が生じたりしますので、**鼻カニューラを使用するのは原則として酸素流量は5L/minまで**、とされています。

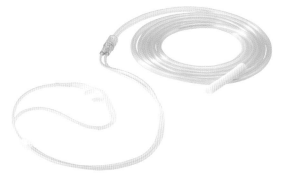

【写真1】 オキシジェンカニューラ ファインフィット型 1594

（写真提供：日本メディカルネクスト）

表1 酸素流量と吸入酸素濃度（F_iO_2）との関係（鼻カニューラ）

酸素流量（L/min）	1	2	3	4	5
吸入酸素濃度（%）	24	28	32	36	40

シンプルマスク

シンプルマスクは（【写真2】）、酸素チューブの先に（何の変哲もない）マスクを取り付けたもので、その名の通りシンプルなマスクです。酸素流量は15L/min以下ですから、低流量システムです。

流れてくる酸素の流量が少ないと、吐いた息がマスクの中に溜まったままになり、次の吸気でそれをまた吸入してしまう現象（**呼気の再吸入**）が起こってしまいますので、**酸素流量は5L/min以上**とします。

流量とF_iO_2対応の目安は**表2**の通りですが、これもあくまで目安です。

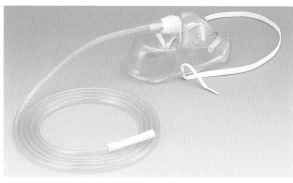

【写真2】 **オキシジェンマスク 大人用 1422**

（写真提供：日本メディカルネクスト）

表2 酸素流量と吸入酸素濃度（F_iO_2）との関係（シンプルマスク）

酸素流量（L/min）	5	6	7	8
吸入酸素濃度（%）	40～45	45～50	50～55	55～60

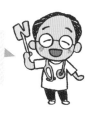

シンプルマスクのF_iO_2は流れてきた酸素と周りの空気の割合で決まります。

シンプルマスクでは最大でも15L/minしか流れませんので、1秒あたりにすると250mL、つまり一回換気量（500mL）の半分ぐらいにしかなりません。それで息をするときにマスク周囲の空気を一緒に吸い込んでしまい、最大でも吸入気の酸素割合（F_IO_2）は50％ぐらいにしかならない、ということになります。ですから、シンプルマスクは低流量システムです。

流れてきた酸素＋周りの空気の割合でF_IO_2が決まりますから、F_IO_2はきっちり設定することができませんし、それほど高くはなりません。

リザーバーマスク

そこでシンプルマスクよりももっとF_IO_2を上げようという目的で作られたのが、根元に酸素が溜まる袋（リザーバー）がついた、リザーバーマスクです（写真3）。

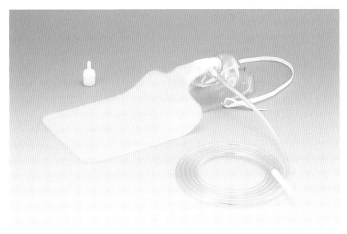

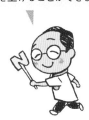

リザーバーマスクは袋に酸素を溜めることでF_IO_2を上げることができます。

写真3 **オキシジェンマスク スリーインワン型 大人用 1424**
（写真提供：日本メディカルネクスト）

リザーバーマスクでは、いったん袋に溜まった酸素が、息を吸うときにチューブを流れてきた酸素とともに入ってきます。それでシンプルマスクよりもF_IO_2が上がりますが、それでも一回換気量すべてをまかなうほどの流量にはなりませんから、これも低流量システムの仲間、ということになります。

高流量システム

　低流量に対して高流量システムは、30L/min以上の流量が流れるシステム、ということになりますが、旧来ある高流量システムは、15L/minまでしか酸素が流れない流量計を使って、デバイスの工夫によって、酸素と空気の混合気を30L/minの流量で流すことができるようにしたものです。ベンチュリーマスクとインスピロンがあります。

ベンチュリーマスク

　「ベンチュリーマスク」は商品名ではなく、一般名というか、**ダイリューター**と呼ばれるカラフルな接続具を付け替えてF_IO_2を変える形式のマスクを指します（**写真4**）。

　名前の由来は**ベンチュリー効果**から来ています。ベンチュリー効果とは、流れているものが細いところを通ると速度が上がり、圧力が低下して周りのものを引っ張り込む現象です。

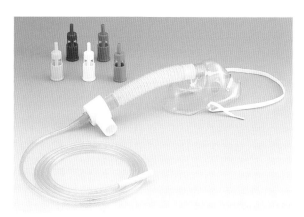

写真4 オキシジェンマスク アキュロックス型 大人用 2615
（写真提供：日本メディカルネクスト）

　ダイリューターは**図2**のような構造になっていて、流れてきた酸素が狭いところを通って速度が上がり、周囲の空気を引っ張り込むのです。酸素の流量と外気流入口の孔の大きさとで、混合される割合＝F_IO_2が決まります。

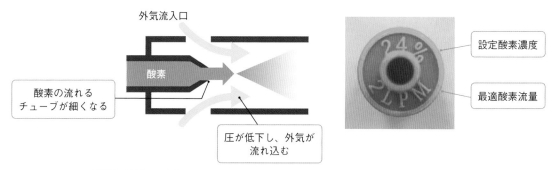

外気流入口

酸素

酸素の流れる
チューブが細くなる

圧が低下し、外気が
流れ込む

設定酸素濃度

最適酸素流量

図2 接続具（ダイリューター）の構造（写真提供：日本メディカルネクスト）

ダイリューターは、そのサイズごとに流すべき酸素流量が決まっていて、その流量でF_IO_2がいくらになるかも決まっています。普通は**図2**の写真のように、**最適酸素流量**と**設定酸素濃度**がダイリューターに書いてあります。メーカーによって微妙に異なるようですが、一例を挙げると、日本メディカルネクスト社の**オキシジェンマスク アキュロックス型**では**表3**の通りになっています。

表3 酸素流量と吸入酸素濃度（F_IO_2）との関係
（ベンチュリーマスク）

設定酸素濃度	ダイリューター色	最適酸素流量
24 %	青色	2L/min
28 %	黄色	3L/min
31 %	白色	4L/min
35 %	緑色	6L/min
40 %	赤色	8L/min
50 %	橙色	12L/min

（日本メディカルネクスト社のオキシジェンマスク アキュロックス型の場合）

ネブライザー式酸素吸入器（いわゆる「インスピロン」）

インスピロンの正式な一般名は「**ネブライザー式酸素吸入器**」[1]といいます。昔はこれが「インスピロン」という名前であったようですが、今や、日本メディカルネクスト社の酸素療法に関わる製品全体のブランド名となっています。**写真5**の現在の正式な製品名は、「**EZ-Water（イージーウォーター）ネブライザーシステム**」といいます。

今でも本によっては「インスピロンネブライザー」や「インスピロンタイプ」などと記載されているのを見かけますし、まだまだその名称が一般的ではあるようですが、ちょっと紛らわしいですね。

ちなみに同様のシステム、つまり「ネブライザー式酸素吸入器」には、インスピロンブランド以外にもテレフレックスメディカルジャパン社の「**アクアパックネブライザー**」という製品があります。

ここでさんざん書いていますからおわかりの通り、こ**のシステムの本質は"ネブライザー"**です。あくまでこのシステムは、加温加湿のためのシステムなのです。ところが、これを誤解されている方がものすごく多い。

いわゆる「インスピロン」という名前で知られているのは、こんなやつでしょうか。

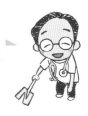

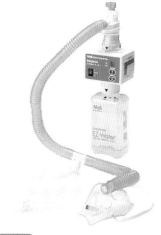

写真5 EZ-Water
ネブライザーシステム
（写真提供：日本メディカルネクスト）

酸素療法マニュアルにも、メーカーさんのホームページにも、「ベンチュリーマスクにネブライザー機能を備えたもの」と紹介されています。決して「F_IO_2を上げる器械」や「F_IO_2を100％にする器械」ではありません。

　「でも、F_IO_2 100％で設定してますよ？」と思われた方、ヤバいです。
　最初の説明でも述べましたが、ネブライザー式酸素吸入器（いわゆるインスピロン）のような旧来からある高流量システムは、15L/minまでしか酸素が流れない流量計を使って、デバイスの工夫によって、酸素と空気の混合気を30L/minの流量で流すことができるようにしたものです。
　もう、この時点で酸素の割合は半分ですよね。30L/minの混合気のうち、酸素は15L/minですから。F_IO_2が100％なんて、なるわけない。

　「でも、100％って、ダイヤルに書いてあるもん！」という反論もあるかもしれませんが、今一度、よーくダイヤルをご覧ください。そして、説明書もしくは、お手元にある「ネブライザー設定早見表」をご覧ください。

　まず現物でダイヤルを確認します（図3）。
　次にダイヤルを拡大してみましょう（図4）。35、40、50、70、100と書いてありますね。「ほら100％！　いつもここに合わせてるから！」……落ち着いて、よーく字の大きさを見てください。70と100、字が小さくないですか？　これは、**70と100に合わせても期待する流量は得られませんよ**、という意味です。

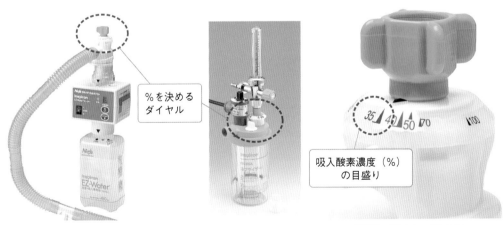

%を決めるダイヤル

吸入酸素濃度（％）の目盛り

図3　ネブライザー式酸素吸入器のダイヤル
（写真提供：日本メディカルネクスト）

図4　ダイヤル拡大図
（写真提供：日本メディカルネクスト）

それでは、ネブライザー設定早見表をご覧ください。「ウチにはそんなものありません。見てません！」という方は、こちらの 表4 をご覧ください。

表4 トータル流量早見表 (提供：日本メディカルネクスト)

酸素流量 (L/min)	4	5	6	7	8	9	10	11	12	13	14	15
35%	22.6	28.2	33.9	39.5	45.1	50.8	56.4	62.1	67.7	73.4	79.0	84.6
40%	16.6	20.8	24.9	29.1	33.3	37.4	41.6	45.7	49.9	54.1	58.2	62.4
50%	10.9	13.6	16.3	19.1	21.8	24.5	27.2	29.97	32.7	35.4	38.1	40.9
70%	6.4	8.1	9.7	11.3	12.9	14.5	16.1	17.7	19.3	21.0	22.6	24.2
100%	4.0	5.0	6.0	7.0	8.0	9.0	10.0	11.0	12.0	13.0	14.0	15.0

：30L/min 以上

これは、**酸素流量（横軸）とダイヤルの酸素%（縦軸）**を決めると、そのときに流れるトータルの流量（フロー）がわかる、という表です。F_IO_2を設定するときに、O_2を何リットル流せばトータルが30L/min以上になるかを見るわけです。30L/min以上になるところはわかりやすく**黄色**で示されています。

例えば、F_IO_2を35％に合わせるときは、O_2を6L/min以上流せばトータルの流量は30L/minを超えます。同様に、F_IO_2を40％に合わせるならばO_2は8L/min、F_IO_2が50％ならばO_2を12L/min流すとよいことがわかります（ 表5 ）。

表5 トータル流量早見表の使い方 (提供：日本メディカルネクスト)

酸素流量 (L/min)	4	5	6	7	8	9	10	11	12	13	14	15
35%	22.6	28.2	33.9	39.5	45.1	50.8	56.4	62.1	67.7	73.4	79.0	84.6
40%	16.6	20.8	24.9	29.1	33.3	37.4	41.6	45.7	49.9	54.1	58.2	62.4
50%	10.9	13.6	16.3	19.1	21.8	24.5	27.2	29.97	32.7	35.4	38.1	40.9
70%	6.4	8.1	9.7	11.3	12.9	14.5	16.1	17.7	19.3	21	22.6	24.2
100%	4.0	5.0	6.0	7.0	8.0	9.0	10.0	11.0	12.0	13.0	14.0	15.0

：30L/min 以上

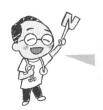

トータル流量が30L/minを超えるようにF_IO_2と酸素流量を合わせましょう。

では、FiO₂を70％に合わせるとどうなるでしょう？ ……表をいくら見ても70％に合わせたときに30L/min以上の流量になるところ（黄色欄）はありませんね（表6）。

表6　トータル流量早見表の使い方（一回換気量が少ない場合）（提供：日本メディカルネクスト）

酸素流量（L/min）	4	5	6	7	8	9	10	11	12	13	14	15
35%	22.6	28.2	33.9	39.5	45.1	50.8	56.4	62.1	67.7	73.4	79.0	84.6
40%	16.6	20.8	24.9	29.1	33.3	37.4	41.6	45.7	49.9	54.1	58.2	62.4
50%	10.9	13.6	16.3	19.1	21.8	24.5	27.2	29.97	32.7	35.4	38.1	40.9
70%	6.4	8.1	9.7	11.3	12.9	14.5	16.1	17.7	19.3	21	22.6	24.2
100%	4.0	5.0	6.0	7.0	8.0	9.0	10.0	11.0	12.0	13.0	14.0	15.0

　：30L/min以上

　このシステムはFiO₂を70％にすると流量が30L/min以上にならないということなのです。じゃあ、なんでこんな数字がダイヤルにあるのか？ その理由は、**一回換気量が500mLよりも少ない**、つまり流量が30L/min（500mL/sec）以上でなくてもいい場合には、FiO₂が70％や100％にできる可能性があるからです。

　例えば、一回換気量が成人の半分（250mL）くらいの小児であれば、250mL/sec、つまり15L/minの流量でまかなえるわけですよね。そうすると、FiO₂が70％や100％にできるわけです。早見表に当てはめてみると……**70％だと10L/min、100％だと15L/min**で流せばいいことになりますね。

　70％、100％と書いてあるのはそのためですが、成人の場合は50％以下で使うのが原則です。それ以上にFiO₂を上げたいのであれば、高流量鼻カニューラ（ネーザルハイフローなど）を使います。

高流量鼻カニューラ（ハイフローセラピー）

　ネーザルハイフローなどに代表される高流量鼻カニューラは、太い蛇腹を使って高流量でO₂を鼻から吸入させる器具です（写真6）。加温加湿しているため高流量を流しても鼻粘膜が傷まず、30L/min以上の混合気を流せるので、高いFiO₂をしっかり定めることができるわけです。

　ハイフローセラピーのしくみはシンプルで、流量、FiO₂をそれぞれ決めるだけ。器械によって微妙に設定方法が異なりますが、成人では**流量30〜60L/min、FiO₂は21〜100％**の間で設定するのが一般的です。

　主な特徴・利点としては以下のようなものが挙げられています。

- F$_I$O$_2$ を高濃度にできる
- 解剖学的死腔を洗い出し
- 気道抵抗を減少させる
- PEEP効果がある
- 気道粘膜乾燥の防止

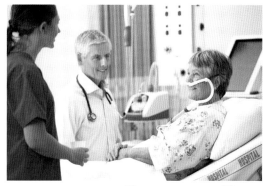

写真6 Optiflow™（オプティフロー™）
（写真提供：フィッシャー＆パイケル ヘルスケア）

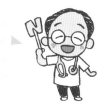

何より装着が簡単で、口が使えるために飲食や会話が可能というメリットが大きいですね。

引用・参考文献

1）日本呼吸ケア・リハビリテーション学会 酸素療法マニュアル作成委員会 ほか編. 酸素療法マニュアル（酸素療法ガイドライン 改訂版）. 東京, メディカルレビュー社, 2017, 144p.

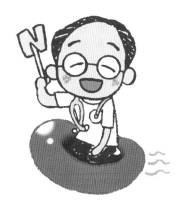

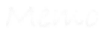

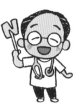

日頃の疑問に答えます!
とことんQ&A

酸素投与・
ハイフロー
セラピー・
NPPV

日頃の疑問に答えます！ とことんＱ＆Ａ
〈酸素投与・ハイフローセラピー・NPPV〉

 新人スタッフから
よくある質問
★☆☆

 2～3年目のスタッフ
はじめ、多くの方から
よくある質問
★★☆

 中堅～ベテランスタッフ
からよくある鋭い質問
★★★

 スペシャリストからの
ややマニアックな質問
？？？

Q22

質問カテゴリー　#マスクと鼻カニューラ

★☆☆

　酸素投与について、病棟ではSpO₂が下がったとき（COPDなどでは
なく）、カニューラ→マスク→ベンチュリー→リザーバーの順で変更し
ていますが、それで合っているのでしょうか？

　流量が多くできるのが、だいたいその順番ですから、それでよろしいかと思い
ます。最近ではさらに、リザーバー→ネーザルハイフロー（ハイフローセラピー）
という流れが普及しています。

Q23

★☆☆

質問カテゴリー　#SpO₂　#動脈血ガス分析

　　酸素投与開始後、どのくらい投与してSpO_2が上がらないと判断したらよいですか？

酸素投与の効果は、20～30分経過してから判断を

　酸素投与開始後、あるいは酸素流量変更後、SpO_2自体は割と速やかに上がってきますが、「上がらない」という判断をどのタイミングでするかは微妙な問題です。20～30分経過しても上がってこなければ、そう判断されてもいいと思いますが……。

Q24

★★☆

質問カテゴリー　#CO₂ナルコーシス

　　療養型の老人病院です。SpO_2の低下がなくても呼吸状態や末梢チアノーゼなどにより、酸素吸入を行うときもあるのですが、酸素3L/min以上はめったに流していません。酸素吸入、使用の目安、流量について教えてください。
　　酸素療法を行うにあたり、どんな疾患・どんな人に特に注意していけばいいでしょうか？

一般論としての酸素投与の目安をお答えしますと…

　核心に迫るご質問ですね（笑）。まずは、酸素吸入、使用の目安、流量について、ということですが、それだと全部になってしまう（汗）ので、あくまで一般論としての酸素投与の目安をお答えします。
　でも実際、療養型などでは検査なんかもなかなか難しい、アセスメントもできない、でもなんか苦しそう、チアノーゼがある……、とかで「酸素でもいっとい

て」みたいな場面は意外にあるのではないでしょうか。実はこういうご質問、結構いただくのですね。

　一般論としては、鼻カニューラで流すような低流量システムの酸素であれば、少なくとも（酸素中毒など）害になることは少ないと考えられます。ですから、SpO_2が低下している、特に90％を下回っている、というとき、頻呼吸で苦しそうなとき、チアノーゼが見られるときなど、**2〜3L/min投与してみて様子を見る**、みたいな感じで投与されていることが多いようです。

　ただし、基礎にCOPD（慢性閉塞性肺疾患）がある、慢性Ⅱ型呼吸不全がある、などの場合、**CO_2ナルコーシス（後述）の危険があり、過量のO_2投与は勧められません**。そういう場合は鼻カニューラでも0.25L/minとか0.5L/min、みたいに少量からの投与が望ましいでしょう。

CO_2ナルコーシスの病態と疾患

　CO_2ナルコーシスというのは、CO_2の蓄積によって**呼吸性アシドーシス**をきたし、意識障害を招いて**自発呼吸が減弱**する病態です。

　通常、慢性に高二酸化炭素血症〜Ⅱ型呼吸不全がある症例においては、低酸素を感知することで呼吸中枢を刺激し呼吸させています。そこへ、不用意に（？）高濃度酸素を投与することで、呼吸中枢が抑制されて低換気〜さらにCO_2貯留、という流れが考えられています。

　ですから、基礎に**COPD**などのCO_2が溜まるような慢性肺疾患、それに**換気量が低下しがちな神経筋疾患**がある、などの場合は注意が必要です。

　できれば慢性的にそういう疾患がある場合、安定期でも血ガスを採って、CO_2貯留の有無を見ておきたいところですね。

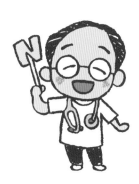

Q25

★★☆

「鼻カニューラで4L/min投与するとCO_2ナルコーシスになるからマスク4L/minに変えて」と言われたことがあります。その違いが知りたいです。

鼻カニューラとマスクの大きな違いは、吐いた息が溜まるかどうか

マスクは鼻・口の周りを取り囲む100〜200mL程度の大きさのドームです。もちろんシンプルマスクでは孔が開いてはいますが、それでも吐き出した息のいくばくかはマスク内に残り、次の吸気でそれを再吸入してしまうと考えられています。

ですからマスクで低流量、5L/min未満はあまり好ましくないとされます。**特にCO_2貯留傾向のある症例では避けるべきです。**

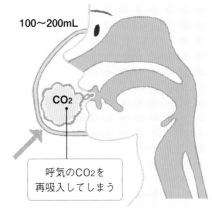

100〜200mL

CO₂

呼気のCO₂を
再吸入してしまう

マスク使用時の呼気再吸入

それとは別に、鼻カニューラで4L/min、というのは、普通の換気状態であれば結構F_1O_2が高くなりますので、それはそれで好ましくありません。

でもご質問にあるように「鼻カニューラ4L/minはダメでマスク4L/minにしなさい」というのも違うと思います。ご質問のような場合でしたら、**鼻カニューラであれば（SpO₂を見ながら）低流量から、マスクならベンチュリーマスクを使う**、とかですね。

Q26

★★☆

質問カテゴリー #CO₂ナルコーシス

　　COPDの患者さんでSpO₂が80％など低下してきている方に対して酸素投与を積極的に行っても大丈夫ですか？　CO₂ナルコーシスが心配です。

SpO₂ 80％はとにかく緊急事態です！

　CO₂ナルコーシス、CO₂ナルコーシス、と強調されると、こういう疑問が生じるのはごもっともだと思います。しかし！　ご質問のケースでは、とにかく酸素が足りない（SpO₂が80％！）。これは緊急事態です。酸素を、少なくともSpO₂を90％くらいまで持っていきたいですね。

　生命維持のためには、酸素が必ず必要ですから、**低酸素血症は第一に対応が必要です**。その上で、CO₂ナルコーシスにも注意。この順番が大切です。

　時々、低酸素が著しいのに「CO₂ナルコーシスが怖い」と、チョロチョロとしか酸素を流さない、なんて聞きますが、まあ低酸素の度合いにもよりますが、**SpO₂が80％なのに、全然SpO₂が上がらないような投与の仕方ではダメだ**、ということです。もちろん多すぎると確かに呼吸が止まりやすいので、SpO₂が90％前後ぐらいで収まるような、いい塩梅を目指します。

　まとめますと、COPDでもともと高二酸化炭素血症があるような症例では、酸素はある程度（**SpO₂ 90％を目標に**）しっかり投与、しかしCO₂ナルコーシスの恐れもあるので、呼吸状態をしっかり観察して、**NPPVや挿管の準備を急ぐ**、そういう感じで考えていただければと思います。

Q27

★☆☆

CO₂ナルコーシスになった場合、ハイフローセラピーを選択すると聞きましたが、NPPVでもよいのでしょうか。バッグバルブマスクで強制的に換気することがありますが、これは強制的に回数を増やしてCO₂を出させる意味で行っているのですか？

CO₂ナルコーシスの対処は「もっと換気をさせる」の一択です

ですからCO₂ナルコーシスになった場合、直接換気をさせる、という意味では、NPPVや挿管人工呼吸、それにバッグバルブマスクを選択するのが確実です。

「酸素投与の方法で、CO₂ナルコーシスでも比較的使いやすいのはどれ？」というご質問であれば、ハイフローセラピーも確かにそうなのですが、あくまで「酸素投与の中で」比較的マシ？ という程度です。

というのは、ハイフローセラピーには以下のような効果があるからです。

- 高流量を流すので、鼻腔～咽頭の解剖学的死腔にある呼気（当然、CO₂を多く含む）を洗い流すというところで、CO₂排出に貢献する
- 高流量によるPEEP様効果で、呼気時気道の虚脱が軽減する

これらはハイフローセラピーの利点としてよく（主にメーカー側が）語られていますが、だからといってNPPVに替わるものではありません。そもそもCO₂ナルコーシスのときは、低酸素のみならず、高二酸化炭素が問題ですからね。NPPVが優先です。

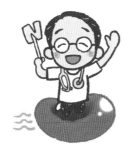

Q28

#CO₂ナルコーシス

　CO₂ナルコーシスで意識混濁している患者さんへは全例NPPVと考えてよいですか？
　NPPVは意思疎通可、指示の入る方が適応かと思い、挿管しなければならないのかと思いました。酸素化が改善されれば意識状態が戻ってくるからですか？

★★☆

「混濁」の程度が問題です

　少し換気補助をすれば意識状態が改善する、ということもありますので、CO₂ナルコーシスの症例に「まずNPPVをやってみる」というのは悪いことではないと思います。

　NPPVのメリットは、とにかく気軽にできる、すぐできる、すぐやめられる、ということですから、**気管挿管の準備を進めつつ、とりあえず鼻マスクを当ててみる**、で、いければそのまま続行、無理そうなら気管挿管、という流れでされているところが多いのではないでしょうか。

　もちろん、意識がまったくない、呼吸停止という場合は挿管が必要です！

Q29

#CO₂ナルコーシス

　マスクでO₂ 5L/min以下では呼気の再吸入によりCO₂が溜まることは認識していますが、実際は2L/minや3L/minでマスクを使用しています。
　鼻カニューラ3L/minだとSpO₂が下がる、でもマスク5L/minでは多い、マスク3L/minだとSpO₂が安定する患者さんの場合など、先生はどう思われますか？

★★☆

私はどう思うか、というご質問であれば、「その投与法は正しくないと思います」ということになります。もともとCO_2貯留がない場合であれば、うまくいくこともあるかもしれませんが、私の立場では、現状「正しくはこうです」としかいえません。でも実際現場でそのような使い方をされる場合も少なくないようです。そのときは、**必ず定期的に血ガスを採ってCO_2貯留がないかどうかは確認して**いただきたいですね。

Q30

質問カテゴリー　**#マスクと鼻カニューラ**

- 口呼吸の人に2L/minのO_2を流したいときは、マスク？ カニューラ？
- 口呼吸の患者さんで鼻カニューラを口にくわえてもらうとSpO_2がよくなってくる人がいますが、これでよいのでしょうか。

★★☆

口呼吸の人に鼻カニューラを使ってもよいのか

　口呼吸のご質問、よくいただきます。鼻カニューラを装着した状態で口呼吸をすると、当然鼻呼吸をしているときよりもF_IO_2は低下することになりますが、それでも鼻から入った酸素は多少気管に流れ込むので、「**まったくO_2を投与していないよりは多少マシ**」とは言われています。

　口呼吸をしているときに鼻カニューラを口に当てる（くわえてもらう）とF_IO_2は上がりますけれども、それは本来の使い方ではありません。邪道というやつです。**鼻カニューラは鼻にする、が原則です。**

「2L/minの酸素を流したい」目的を考えてみましょう

　じゃあ、口呼吸の人に「2L/minのO_2」を流したいときは、どうするか。

　そもそもどうして「2L/minのO_2を流したい」のでしょうか。1L/minでも3L/minでもなくて2L/min。2L/minの根拠です。2L/minでないといけないのか。**ドクターの指示が2L/min経鼻だから、というのはダメですよ。**目的は2L/minという数字ではないはず。そもそもの目的をはっきりさせれば道は啓けるはずです。

例えばF_IO_2を28％くらいにしたいから2L/minで、ということであれば、口呼吸なんでマスクで確実にF_IO_2にできる、**ベンチュリーマスク**を使います。

　そこまで厳密に考えていなくて、何となく2L/min、気軽に経鼻で、なんて感じであれば、口呼吸だからちょっと多めに3L/min経鼻にして、SpO_2がちゃんと上がってきているかどうか確認する、足りなければ4L/minにする……そんな感じでよいのではないでしょうか。

Q31

★☆☆

質問カテゴリー　#マスクと鼻カニューラ

　うちの病院ではCOPDなどで労作後SpO_2が低いと（安静時2L/minぐらい）、カニューラ3L/min、空マスクを当ててSpO_2を上げることがあります。この方法は正しいのでしょうか？

空マスクはリザーバー効果を狙っているのかもしれません、でも…

　マスクを当てることで、そのマスク部に酸素が溜まる、一種のリザーバー的役目を期待されているのだと思いますが、使い方として正しいものではありません。3L/min＋マスク、だと呼気の再吸入リスクがあります。リザーバー効果を期待するならちゃんとリザーバーマスクを使いましょう。

Q32

★★☆

質問カテゴリー　#マスクと鼻カニューラ

　ハイフローセラピー導入前、リザーバーマスク10L/minよりもカニューラ10L/minにする方が明らかに酸素化がよかったのですが、そのメカニズムを教えてください。

チューブの直径の差かもしれませんが…

そもそも鼻カニューラで酸素投与するときに、5L/min以上の流量で流すということは推奨されていません。鼻粘膜損傷、鼻出血、患者さんの不快感につながります。

その上で、あえて疑問にお答えする形で考えますと、リザーバーマスクよりも鼻カニューラの方が、細いチューブのまま鼻腔に入りますから、流量が増えると思われます。どっちにしても「低流量」システムではあるのですが、その中では比較的鼻カニューラの方が高い流量なのかなあと。それでF_IO_2の低下（大気の混入）が少ないのではないでしょうか。しかし！ 繰り返しますが、決してまねしないでください。

Q33

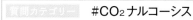

質問カテゴリー **#CO₂ナルコーシス**

★★★

もともとCO_2が高い人（COPDの人とか）は、マスクより鼻カニューラを使用していますが、オキシマスク™も使用しています。オキシマスク™ってどうなっているんですか？ 構造的によくわからないので教えてください。

オキシマスク™の構造的な利点

オキシマスク™。平たく申しますと、マスクの形状や酸素の吹き出し口を工夫することで、**呼気を再吸入しにくくなっているマスク**です。形はマスクで、再吸入しにくいという意味では鼻カニューラに近い、と申しましょうか。

位置付けとしては、「**1L/minとかの低流量でも呼気の再吸入を気にせず使えるマスク**」ということになります。3〜7L/minぐらいのところで、鼻カニューラとシンプルマスクをいちいち替えなくてはならない、という場合など、便利に使えます。詳しい原理については、エム・ピー・アイ社のホームページ（http://www.mpi-inc.co.jp/03/oxymask.html）をご覧いただければと思います。

いずれにしてもそんなわけで、COPDで慢性的にCO_2が高く、CO_2ナルコーシスが懸念されるような症例では、オキシマスク™を使われることもあると思います。

ただしベンチュリーマスクのように、F_IO_2 が上がりすぎないような効果はありませんので注意が必要です。

Q34

#マスクと鼻カニューラ

★★☆

通常のオキシマイザーとF-224型の違いを教えていただきたいです。CO_2 ナルコーシスになりやすい患者さんにオキシマスク™を使用するのはどうですか？

オキシマイザーの中でもF-224型は高流量タイプです

オキシマイザーは、鼻カニューラにリザーバーを取り付けたもの、と理解いただくといいでしょう。鼻孔のチューブのそばに袋というかスペーサーというか、酸素が溜まる場所を設けてあります。**F-224型はその「高流量タイプ」**で、その名の通り高流量で使うものです。

オキシマスク™はp.65でも書きましたが、呼気の再吸入をしにくいので、COPDで慢性的に CO_2 貯留があり、CO_2 ナルコーシスが懸念されるような症例で使われることもあると思います。

Q35

#ハイフローセラピー

★★☆

私の病院にはハイフローシステムがありません。挿管せずに SpO_2 を上げるとしたら、NPPV以外であればリザーバーかインスピロンの選択もありでしょうか？ 呼吸状態にもよりますが……加湿が必要なくてもインスピロンにするのはありですか？

リザーバーマスクかインスピロンか

「挿管せずにF_IO_2を上げるとしたら」ということでしょうか。NPPVを使わない、ということでしたら、おっしゃる通りリザーバーかインスピロンの選択になるでしょう。**通常インスピロンを使うのは、加湿が必要なときやネブライザーとしての使い方**になり、そうでないときにはリザーバーを使う、という理解でよろしいかと存じます。

Q36

質問カテゴリー #リザーバーマスク

★★☆

リザーバーマスク10L/minでSpO_2 70％に落ち、上がる気配のない誤嚥性肺炎の患者さんに対し、先輩看護師がリザーバーマスクのバッグの中のエアーを送り込んでいました。この行為には何の効果がありますか？

リザーバーマスクのしくみ

リザーバーマスクのしくみは、こうなっています。

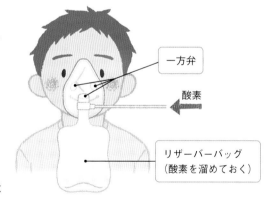

一方弁

酸素

リザーバーバッグ
（酸素を溜めておく）

リザーバーマスクの構造

流れてきた酸素はリザーバーバッグに溜まっています。で、息を吸うときには下図のように、そもそものチューブを流れてきた酸素にリザーバーバッグ内の酸素が加算されて、吸気のF_IO_2が上がります。

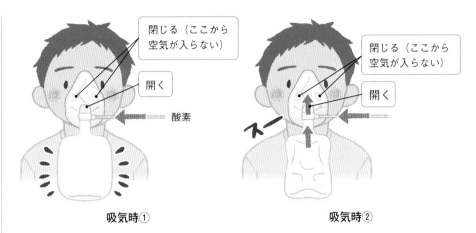

吸気時①　　　　　　　　　　　　　吸気時②

　このとき、マスクについている一方弁のおかげで、流れてきた酸素メインで吸うことができます。しかしながら！ それでも**吸気の流量は流れてくる酸素より圧倒的に多いので、バッグの分では補えません。**で、マスクと顔の隙間から空気が入ってくることになります。

　で、呼気はマスクの一方弁から出ていき、リザーバーバッグの方には一方弁で流れず、流れてきた酸素が溜まる、という繰り返しです。

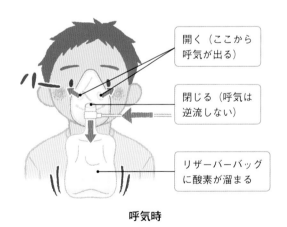

呼気時

先輩看護師の意図はおそらく…

　吸気のときにリザーバーマスクのバッグの中のエアーを送り込む、という行為は、吸気時に少しでも酸素を多く送り込んで、F_IO_2を上げようということなのですが、一時的には上がっても止めるとすぐに元に戻ります。ずっとはできませんからね……。

Q37

★☆☆

質問カテゴリー #リザーバーマスク

　　自分の呼気はマスクから出ていくと思うのですが、それでも少しはCO_2を吸ってしまう可能性があるためF_IO_2 100％ではないんですかね？リザーバーマスク15L/minで高濃度酸素投与ってよく言いますが、実際100％ではないんですか？

リザーバー15L/minは高濃度ではありますが100％にはなりません
　　15L/minも酸素を流すと、いつもの数字よりずいぶん多いし、音はシューシューいうし、いかにも「たくさん流してるで、ドヤぁ」、とばかりに「高濃度酸素」と言ってしまいますが、まあ、高濃度ではありますが、決して「高流量＝吸気流量以上」ではありません。呼気じゃなくて、マスクの横から空気が入りますから、それでF_IO_2が低下するのです。

Q38

★★★

質問カテゴリー #CO_2ナルコーシス

　　終末期の患者さんで、ハイフローセラピー→リザーバーマスク5L/min～鼻カニューラ2L/minへ変更すると翌日には$PaCO_2$が急激に上昇しました。これはハイフローセラピーのCO_2の洗い出し（ウォッシュアウト）効果があるということでしょうか？

　　ハイフローセラピーと低流量システムを比較すると、p.61でも書きましたが、死腔の洗い出し分だけハイフローセラピーの方がCO_2排出には有利だと思います。$PaCO_2$が急激に上昇したのは、状態が悪化したせいもあるかもしれませんが……。

Q39

質問カテゴリー　**#インスピロン（ネブライザー式酸素供給装置）**

★☆☆

インスピロン＝アクアサームですか？

アクアサームというのは商品名です。**インスピロン**も商品名（ブランド名）なんですけれども、原理はほぼ同じです。高流量を流す、かつ加温加湿ができるような酸素供給システムです。正式名称は**ネブライザー式酸素供給装置**、といい、この名前の方がその本質をよく表していますね。

Q40

質問カテゴリー　**#インスピロン（ネブライザー式酸素供給装置）**

★★☆

インスピロンに加湿器は必ず必要ですか？　当院では加湿器は使っていないのですが、ないことで生じる問題はありますか？

インスピロンは加湿器とセットで使用するものです

　インスピロンに加湿器を使われていないということですが、実際どうやって使われているのか、気になります。インスピロンというのは加湿器もセットで使うのが前提ですので、メーカーの想定していない使われ方になっているのではないでしょうか。

　逆に加湿が必要ないのであれば、インスピロンを使う必要もないと思います。推測なんですが、使われている意図としては、ある程度高流量を流したい、でも加湿はいらない、そこでインスピロンを使おう、ということなのかなとも思いますが、その目的であれば通常は**ベンチュリーマスク**を使います。

Q41

★★☆

質問カテゴリー
#インスピロン（ネブライザー式酸素供給装置）　#ベンチュリーマスク

　人工呼吸器抜管後の酸素選びで、インスピロンを使ったり鼻カニューラやマスクを使ったりしていて、どう判断するべき？

人工呼吸器を離脱した後の酸素投与方法

　抜管後の酸素選びですね。これは使い分けているご本人に理由を尋ねないとわからないと思いますけれども、一つは痰がなかなか切れない、とかですね。とにかく**インスピロンを使うのは加湿をしたいとき**です。そこまで加湿がいらないという状況で、酸素を投与するときには、普通の鼻カニューラやマスクを使います。**カニューラとマスクの使い分けは流量の差**です。基本的には5L/min以下であればカニューラです。5L/min以上ならマスクというご理解でよいかと思います。

Q42

★☆☆

質問カテゴリー　#インスピロン（ネブライザー式酸素供給装置）
#ベンチュリーマスク　#ハイフローセラピー

　インスピロンやベンチュリーマスクは15L/minまでしか流せないが（F_IO_2 50％）、ハイフローセラピーは30L/min（F_IO_2 100％）で流せるのはなぜですか？

使用する流量計の精度の差です

　インスピロンやベンチュリーマスクに使われている酸素の流量計は、古いといいますか精度が低いといいますか、高流量が流せません。それに対してハイフローセラピーに使う流量計は高精度で（その分高いんですけれども）、30L/min以上流せます。

Q43

質問カテゴリー　#インスピロン（ネブライザー式酸素供給装置）

病棟でインスピロンを使用するときに「とにかくF_IO_2を保ちたいから酸素流量は減らしてもF_IO_2は下げないように」と言われましたが、それは正しいのでしょうか？

★★☆

「F_IO_2を保ちたいから酸素流量を減らしてもいい」は誤解です

　基本のところで書きましたが（p.50参照）、あくまでもインスピロンの使い方としては、F_IO_2に対して流す量が決まっているのです。F_IO_2を無理やり100％にしていても、流量が少ないとマスクの横から空気が入ってきてこちらの意図したF_IO_2になりません。

Q44

質問カテゴリー　#インスピロン（ネブライザー式酸素供給装置）

私の職場（呼吸外科病棟）では肺がんで間質性肺炎を合併している場合、術後はインスピロンを使用する場合が多いです。理由としては、厳密なF_IO_2管理をするためでよいのでしょうか？　理由がいまいち理解できていないので、先生の意見をお聞きしたいです。

★★☆

インスピロンを使用するのは加湿が必要なケースです

　ご質問のケースで、肺がんの切除をするときに間質性肺炎を合併していると、間質性肺炎では拘束性障害が起こって**肺活量（VC）が低下**します。そうすると**一回換気量も減ります**から、咳がしにくい、痰が喀出しにくい、ということにつながります。術後に痰が貯留すると合併症につながりますから、そういうケースで加湿することは多いかなと思います。もちろん間質性肺炎の術後は、酸素をたくさん必要とすることが多いですから、高流量を流したいということも理由の一つであろうと思います。

Q45

質問カテゴリー **#インスピロン（ネブライザー式酸素供給装置）**

人工呼吸器からの離脱後、医師が「O₂吹き流しで」と指示すること
があります。そのときによって具体的に何を使うのかが違うのでマスク
やインスピロンなど具体的に何を使うのか聞くのですが、「吹き流し」
の定義ってあるのでしょうか？ どういうものをそう呼ぶのか教えてい
ただきたいです。

★★☆

酸素を「吹き流す」とはどういうことか

ここでご質問にお答えする形で、酸素の「吹き流し」について考えてみましょ
う。そのときにほとんど同時に使われる言葉として「Tピース」という言葉があ
ります。

これは図のように、例えば挿管している状態、あるいは気管切開をしている状
態で、そのチューブの先にTの字をしたチューブというかアタッチメント（Tピ
ース）をつける、そしてそこに酸素を流す。大抵それは人工呼吸器を外した後、
それまで人工呼吸器で人工的に換気をしていたところに、その機械を外して**酸素
をただ流す、フルで自発呼吸の状態**を「吹き流し」と呼んでいます。通常は加温
加湿目的でインスピロンを使われると思います。

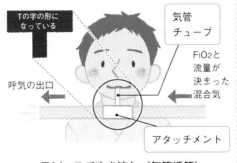

Tピースで吹き流し（気管挿管）

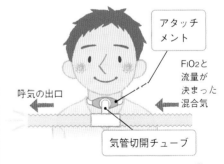

Tピースで吹き流し（気管切開チューブ）

吸気時と呼気時の空気の流れ方

　吸気時には、高流量で流れてくるF_IO_2が一定の混合気を吸い込み、呼気時に出た空気は、蛇管断端から出ます。蛇管断端を観察すると、出てくる湯気？　蒸気？　煙？　みたいな呼気が見えますが、呼吸に従って量が増えたり減ったりします。**吸気時には量が減り、呼気時には量が増える**のです。

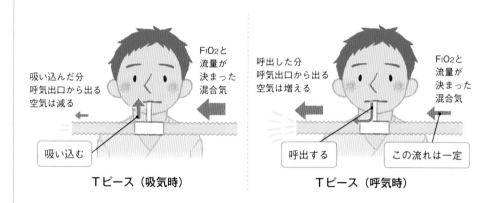

　この湯気？　は、常に増えたり減ったりしながら出続けなければなりません。吸気時に見えなくなるようなことはあってはなりません。**吸気時に湯気が見えない＝吸気側の流量が足りず、呼気側からも吸ってしまっている可能性がある**からです。

Q46

★☆☆

　#インスピロン（ネブライザー式酸素供給装置）

・Tピースから換気がないときの対応はどうしたらいいですか？
・インスピロンのTピースから排気が止まるときはどうするべきですか？

Tピースから排気が出なくなる理由

どちらも同じご質問ですが、患者さんの吸気時に、流れてきた混合気がすべて吸入されてしまうと、Tピース断端から湯気？が出なくなります。

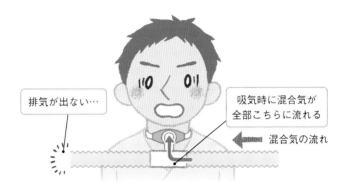

排気が出ない…

吸気時に混合気が
全部こちらに流れる

混合気の流れ

Tピースの先から排気が出ない……

つまりそれは、**流量不足**、ということ。多くのケースでは、説明書通りの流量を流されていないことに起因するのではないかと思います。ですから、「どうしたらいいですか？」との問いには、「説明書通りにお使いください」とお答えすることになります。

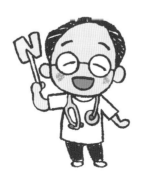

Q47

★★☆

質問カテゴリー **#インスピロン（ネブライザー式酸素供給装置）**

インスピロン装着患者さんで、吸入薬の指示が出ていたことがあり、
Tピースの先に蛇腹をつけて吸入しましたが、意味はありますか？

それは、つまりこういうことでしょうか……。

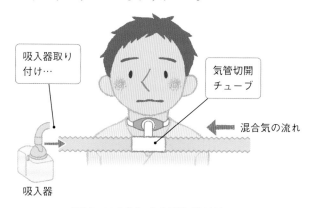

Tピースの先に吸入器取り付け……

こうではないことを祈りたいところですが……これでは流れてきた混合気の行
き場がなくなってしまい、肺に高い圧がかかってしまって危険です。**インスピロ
ン**装着中に別のデバイスで吸入薬を使う、というのは避ける方がよいでしょう。

Q48

★★☆

質問カテゴリー **#インスピロン（ネブライザー式酸素供給装置）**

- インスピロンを気管切開患者さんに使用するときの蛇管断端ですが、
  これの長さによって何か変わりますか。昔、長さが長いことでPEEP
  がかかるとか聞いたことがあるのですが……。
- インスピロンでTピースの排気側の蛇管が長すぎるといけないと聞い
  たことがあります。その理由は吸気を再吸入してしまうということに
  あるのでしょうか？ また、適切な長さを教えてください。

Tピースで吹き流しをするときのポイント

　Tピースで吹き流しをするときに、呼気側をどうしたらいいかを考えましょう。例えばチューブが完全にない、という状態ではどうなるか。息を吸うときには、吸気側から流れてきた混合気が体内に入ります。そもそもこのときも、吸気側から流れてくる混合気の流量（流速）が吸気流量を下回っていると、呼気側の口から外気を取り込んでしまってF_IO_2が低下し、**混合気のF_IO_2を定める意味がなくなります。**

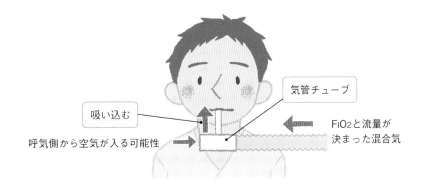

　吸い込む

　気管チューブ

　F_IO_2と流量が
　決まった混合気

　呼気側から空気が入る可能性

Tピース呼気側に蛇管がないと、吸気時にはこうなります

　ですから吸気側の流速はとっても大事で、**30L/min以上**にする必要があります。それでも息を吸い込むときに呼気側も吸気側も等しく陰圧がかかる、つまり引っ張られることになりますから、通常は呼気側に**蛇管を1節分**（15cm、60mL程度）取り付けておいて、呼気側から大気が入らないようにします。

呼気側の蛇管が長いとPEEPがかかる？

　確かに相当長ければ管自体の抵抗がありますから、少し陽圧がかかるかもしれませんが、それを期待するようなことはありません。蛇管が長すぎると、吸気流速が低いときに吸気の再吸入につながりますから、蛇管は1節分、となっています。

Q49

ハイフローセラピーの設定基準を教えてください。
- ハイフローセラピー使用時の指示で、リットル数は固定でF_IO_2を上げ下げする指示なのはなぜですか？
- ハイフローセラピーでは、とにかく酸素をたくさん流すということは理解できました。しかし、実際F_IO_2は自由に設定可能である理由が理解できていません。教えていただけるとありがたいです。

★★☆

ハイフローセラピーの原理と実際

　ハイフローセラピーにもいくつかの器具がありまして、おのおの説明書に従って使っていただきたいのです。というのも器具によって方式が異なり、一概にこう使う、とはいえないからです。

　原理としては左下の図の通りです。酸素が流れてくる配管と、空気が流れてくる配管を、一定の割合で混ぜ合わせて、F_IO_2と流量が定まった混合気をジャーッと流すわけです。でもこの「混ぜ合わせるやつ」がこんなに簡単ではない。コストの問題もあり、通常は右下の図のような方式が多いです。

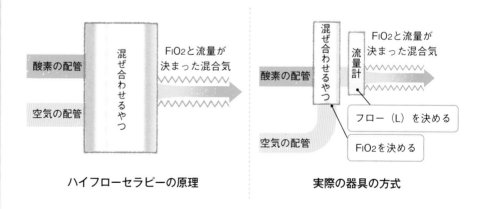

ハイフローセラピーの原理　　　　　　実際の器具の方式

　混ぜ合わせるやつ（ブレンダー）で混ぜる割合、すなわちF_IO_2を決め、**流量計**で**フロー（L）**を決める、みたいな感じですね。

流量とF_IO_2の設定

リットル数は空気の流量＝フローで、これはあまり上げ下げしません。通常は30L/minを超えるように設定します。上げるといわゆるPEEP（効果）がかかりますが、上げすぎると不快に感じることがあります。

大事なのはF_IO_2で、これをキッチリ決めます。逆に、これは自由に決められるのです。患者さんの状態がよくなったら下げますし、悪くなったら上げます。通常はSpO_2を確認しながら上げ下げ、ということになるでしょう。

フローとF_IO_2を混同するとわけがわからなくなりますから、しっかり確認してください。

※器具によっては、酸素流量計の後で混ぜ合わせる方式もあります。

Q50

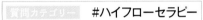

質問カテゴリー **#ハイフローセラピー**

★★★

ハイフロー機器を60L/min 100％まで上げているが、目盛りが60L/minまでいかないときがあります。臨床工学技士さんには「患者さんの呼吸状態でこれ以上上がらない」と言われましたが、どのような状態にあるのか教えてください。

通常は60L/minで100％まで上げることはありませんが…

60L/min 100％……相当ですね。そこまで目一杯にすること、あまりないと思いますが……。器械にもよりますけれども、ブレンダーの問題や原理的な問題から、60L/minまで上がらないことはあります。

「患者さんの呼吸状態で……」という言葉の意味ですが、頻呼吸かどうかで吸気流量が変わりますから、それのことをおっしゃったのでしょうか？ 器械を含めその状況がわかりませんので、これ以上は何とも申せませんが……。

Q51

★☆☆

　ハイフローセラピーが導入になり2年ぐらいです。心臓血管外科の術後で使用しています。使用上の管理で重要点があればご指導ください。
　ハイフローセラピーシステム使用中の患者さんの合併症や、注意して観察することを知りたいです。

術後のハイフローセラピー使用で注意したいこと

　ハイフローセラピー、といっても、酸素を投与する形態が異なるだけで、ほかの酸素投与法と本質的には同じことです。ですから、注意点などもおおよそ同じですが……。

　ハイフローのメリット、の裏返しで、圧が多少かかってしまう。まあ、それほど高いPEEPがかかるわけではありませんが、血行動態が不安定、とか、血圧が低い、とかいう場合には、**血圧の変化**に注意しておきましょう。

酸素毒性について

　それと、F_IO_2が100％近くになる、圧が高くなる、ということで、**酸素毒性**を考えに入れる必要がありそうです。

　挿管人工呼吸管理だと一応の目安として、F_IO_2が60％以上になる時間をなるべく短く……24時間以内で……みたいなことが言われたりもしています。

　低流量システムによる酸素投与が主流のときはF_IO_2も圧も高くなりませんでしたので、ほとんどそういうことは考えなくてもよかったのですが、おそらくハイフローセラピーだと（まだ確たるエビデンスはありませんが…）F_IO_2も流量も上げすぎない方がよいでしょう。

　具体的には、SpO_2が100％になってしまうのではなく、**93〜98％あたり**になるよう調節するのがよいでしょう。流量は**30〜40L/min程度**で、F_IO_2が狙い目に入るよう調節する感じになると思います。

Q52

★☆☆

　　　　ハイフローセラピーで流量のみ（F_IO_2 21％）は、どれくらいの効果がありますか？

若干のPEEP効果が期待されますが、NPPVの方が確実です

　ハイフローセラピーで、O_2を付加せずに空気をそのまま高流量にする意味ですね。少なくとも酸素化という意味では、若干かかるPEEP以上の意味はないでしょう。また、加温加湿によって気道の湿潤に効果がある、とする意見もありますが、積極的に勧められるには至っていないようです。

　繰り返しになりますが、**PEEPという意味ではNPPVの方がずっと確実に効果的です**。ハイフローのメリットとしては、NPPVほどマスクによる装着感なしに、高くて確実なF_IO_2を決めることができる、という位置付けでよいと思います。

Q53

★★★

　　　　ハイフローセラピーは加湿するために水滴が出てしまいますが、蛇管に溜まった水は加湿器の方に戻すのか、いったん蛇管を外して処理をするのか？　人工呼吸器と違ってウォータートラップがないので……。

蛇管に溜まった水の処理

　そうですね。ウォータートラップがないので、蛇管に溜まった水は患者さん側に行くか、加湿器に戻るかしかありません。普通の人工呼吸器の回路でしたら感染リスクを考え、加湿器には戻しません。蛇管の途中にウォータートラップがあり、そこを外して水を捨てるようになっていますが、ハイフローセラピーではないことが多いようです。

81

感染などを考えると、加湿器に戻すのは、水滴での細菌繁殖などを考えるとやりたくない。そうなると回路の途中を外して捨てるか……。念のためメーカーさん（フィッシャー＆パイケル ヘルスケア社）に「蛇管に溜まった水はどうしたらいいですか？」と確認したら、**「加湿器に戻してください」** とのことでした。まあ、外さないとしたらそっちしかないのですが…。

おそらくハイフローセラピーであれば、回路を通過する混合気は100％鼻腔を通るために、感染のリスクは少ない、ということなのでしょう。

Q54

質問カテゴリー **#ハイフローセラピー**

★★★

喘息の患者さんにハイフローとプロタノール®持続吸入（インスピロン）の併用があり、ハイフローのダブル使いってあるのかなーと、疑問というか知識がないので教えていただけたら幸いです。ハイフローの流量は忘れましたが、インスピロンは10L/min、F_1O_2 50％です。

インスピロンでのプロタノール®持続吸入

この場合のインスピロンは、ネブライザー的な使い方なのかなあ、と推察します。少なくとも広く推奨されているやり方ではありませんが、**喘息発作急性期**で、①**著しい低酸素血症**であり、F_1O_2を高く設定する必要がある→ハイフローセラピー、②インスピロンを使ってプロタノール®（イソプロテレノール）持続吸入をさせたいということなのでしょう。

ハイフローセラピーがなかった時代、インスピロンで高濃度酸素（といっても成人の場合せいぜいF_1O_2は50％）＋プロタノール®持続吸入、というのはされていたようですが、ハイフローセラピーが登場して、それを併用することが推奨されるのかされないのか、決まりはないと思います。まあ、絶対ダメ、ということはないと思いますが、推奨されているわけでもありません。

小児では少し事情が異なります

あ、ちなみに、小児の喘息発作の場合ですと、**小児は一回換気量（TV）が少**

ないので、インスピロンでF$_I$O$_2$が100％、とか、理論上はいけるわけです。ですから、インスピロン単独でプロタノール®持続吸入、というのは酸素投与と同時に吸入もできる、一石二鳥のステキな方法なわけです。

成人ではそうはいかず、F$_I$O$_2$が上がりませんので、ひと工夫必要なわけです。まあ、プロタノール®持続吸入自体、ガイドラインでも成人にはもはや勧められていませんので、あまり行わないと思いますが……。

Q55

★☆☆

質問カテゴリー **#ハイフローセラピー**

ハイフローセラピー使用時、口呼吸はしていないのでしょうか？ 口呼吸してしまう人はNPPV適応となりますか？

口呼吸に関しては多くのご質問をいただいております。当然、酸素は鼻から入るわけですから、口呼吸する量が増えると理論よりはF$_I$O$_2$が低下しますし、PEEP効果も低減します。ですから、**なるべく口を閉じておくよう勧められている**とは思います。口呼吸するからといってNPPV適応というわけではありません。

NPPV装着時に口呼吸する患者さんでは

口を開けてしまうと空気が口から大いに漏れてしまい、陽圧がかからなくなってしまうので、鼻マスクによるNPPV中には口を閉じておくことが推奨されます。顎まわりを締めて口を閉じるためのチン（顎）ストラップも用意されています。どうしても、という場合は口も覆ってしまう口鼻マスク（フルフェイスマスク）や顔全体を覆うトータルフェイスマスクも用意されています。

Q56

★★★

質問カテゴリー #NPPV

　NPPVをマスクで使うことが多く、酸素が勢いよく送られてくるので患者さんが苦しくて外したがります。そんなときはネーザルハイフローにした方が楽ですか？ マスクとネーザルハイフローを使用することで換気量などに違いはあるのですか？

NPPVかハイフロセラピーか

　NPPVは圧をかけて無理やり空気を押しこむ目的で使うものですから、当然患者さんは「圧される」「無理やり」という感覚になります。そこをうまく導入いただけるかどうかはやり方次第なところもありますが、ネーザルハイフロー（ハイフローセラピー）の方が押しこまれ感は少ないものです。

　当然その分、圧はかかりませんし押しこむことはできませんので、換気量も変わってきます。NPPVの方がしっかり入り、換気量も確保できるでしょう。

Q57

★★★

質問カテゴリー #NPPV

　心原性肺水腫（怒責による血圧上昇）の患者さんにNPPVが開始となりました。先輩ナースから、NPPVを装着することで毛細血管が広がり、血圧を下げる効果もある、と教わったのですが、PEEPがかかり肺胞が広がるからでしょうか？ 機序がわからないため教えていただきたいです。

心原性肺水腫の患者さんにNPPVが効果的な理由

　NPPVは挿管人工呼吸と同じく陽圧換気ですから、胸腔内圧が上昇します。その分心臓や大血管が圧され、静脈還流の減少を来して血圧低下が生じます。

　血圧低下、ということで合併症的な扱いになることもありますが、心原性肺水腫の場合、**静脈還流の減少＝前負荷の軽減**につながります。要は肺内に水が余っ

た状態（うっ血）が、静脈還流を減らすことで軽減する、ということです。

　また、心臓が収縮するにあたって、肺が陽圧であると心臓を圧すことになりますから、これは**後負荷を軽減**することになり、こちらの意味でも効果的です。

Q58

質問カテゴリー　**#NPPV**

　心不全患者さんに対するNPPV使用による前負荷・後負荷軽減のメカニズムの説明をお願いします。

★★★

前負荷・後負荷軽減のメカニズム

　NPPVを使用して陽圧換気をすると、当然胸腔内が陽圧になります。すると心臓や大血管がその分、圧されます。心臓はその分拡張しにくくなり、静脈還流（心臓に還る血液量）が減少します。つまり、**心臓が押し出すべき血液量が減るのです**。心臓に還ってきた＝**これから押し出すべき血液**を前負荷といいます。これがNPPVで減るわけです。

　心臓が押し出す血液の行く先、そこの抵抗が後負荷です。血圧が高いと圧しても進まないので、後負荷が高いということになります。陽圧換気は血圧を下げるので、後負荷を軽減することになるのです。

Memo

4時間目

たのしイイ
気胸・胸水の
基礎知識

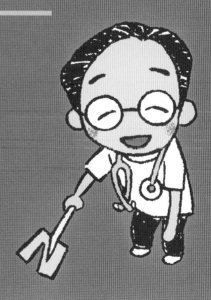

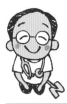

4時間目

4th Lesson

たのしイイ
気胸・胸水の基礎知識

気胸、それから胸水が一体どういう状態なのか、何が起こっているのか、それを把握することで、胸腔ドレナージの目的を理解しましょう。

気胸とはどういう現象か、簡単に説明すると……

　胸郭の内側には壁側胸膜が張られていて、肺の外側は臓側胸膜に包まれています。肺は、胸郭内にほぼぴったり密着しているのですが、臓側胸膜と壁側胸膜の間にはわずかに胸水があって、潤滑油の働きをしています（**図1**）。

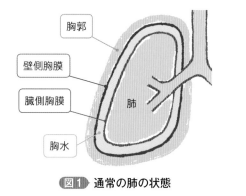
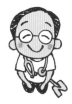

図1 通常の肺の状態

　何らかの理由で肺と胸郭の間（胸郭内・肺の外）に空気が溜まった状態を気胸といいます（**図2**）。
　胸郭内に空気が入る理由には大きく分けて2つ、
①**臓側胸膜に孔が開いて、肺から空気が入る**
②**壁側胸膜に孔が開いて、外気が入る**
のどちらかです。

①はいわゆる普通の「**肺が破れて空気が漏れる**」という意味での気胸ですね。②は普通の気胸とは起こり方が違うので、特に「**外気胸**」といって区別することがあります（**図3**）。多いのは中心静脈カテーテル挿入時などの医原性ですが、外傷で胸壁に貫通するような創が生じて起こることもあります。

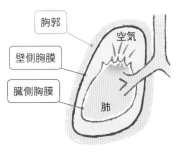

図2 気胸の肺①

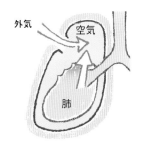

図3 気胸の肺②（外気胸）

囊胞のでき方・気胸になりやすい人・状況の覚え方

気胸になりやすい人

普通の気胸、つまり、肺を包む臓側胸膜に孔が開いて、肺の空気が胸腔内に漏れるタイプの気胸が起こりやすい人は、もともと体型・体質的に胸膜に孔が開きやすいのだと考えられます。

体型で有名なのはやせ型・高身長の男性です。そういう人は10代前半頃に急に身長が伸びる時期があるものです。身長ばかりが伸びて肺の成長がそれに追いつかない、そうなると特に肺尖部の臓側胸膜が上に引っ張られて裂けるような感じになり、空気の入った袋（囊胞）が形成されます（**図4**）。

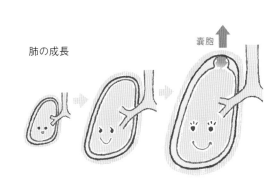

図4 肺の成長が伸長に追いつかず囊胞が形成

そのようにしてできた囊胞の壁は臓側胸膜よりも薄く、特にできたてホヤホヤの数年以内（10代後半）にちょっとした衝撃で破れ、気胸をきたすことが多いのです。

やせ型の男性というのは、どうやらそもそも組織が壊れやすいというか作られにくいというか、そういう性質のようで、例えばCOPDのように肺胞が破壊される病気もやせ型の男性に多いですね。そういう方は食べても太らない。栄養が身につかないのでしょう。

芸能人で気胸になった方も、やせ型・高身長の男性が多いです。嵐の相葉雅紀さん、俳優の佐藤健さん、ナインティナインの矢部浩之さんなどが典型的と言えるでしょう。

もう一つ、気胸になりやすい人としては「高齢の喫煙者（≒COPD；慢性閉塞性肺疾患）」があります。タバコで肺胞が破壊されて胸膜に弱い部分ができ、そこが破れるのです。

気胸になりやすい状況

「ちょっとした衝撃で破れ」と書きましたが、どういうものがちょっとした衝撃なのか。

例えば打撲とか、そういう衝撃ではあまり破れないようで、多いのは「圧力の変化」。

①嚢胞側の圧が急に高まる

②嚢胞の外側の圧が急に低下する

のいずれかです。圧力が急に変わることによって、袋（嚢胞）が破れるのですね（図5）。

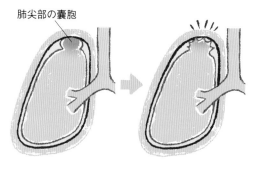

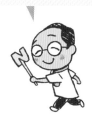

肺尖部の嚢胞は圧力が急に変わることによって破れてしまいます。

図5 圧力の変化で嚢胞が破れる

①が起こるのは、**気道内圧が急に高まる状況**…激しい咳、くしゃみ、ダイビング、人工呼吸による陽圧換気など。

②が起こるのは、**気圧が急に低下する状況**…（その名の通り）低気圧、特に台風や爆弾低気圧など。

そうです、つまり、**気胸は嵐で嵐に起こる**のです。嵐（など低気圧）で嵐（のメンバーのようにやせ型・高身長の若年男性）に起こるのです！

気胸の治療と考え方

　肺を包む臓側胸膜に孔が開いて、肺から胸腔内に空気が漏れるタイプの気胸（→p.89参照、図2）に関して、本質的な治療というのは、当然「孔を塞ぐ」ということになると思うのですが、実際問題、直接孔を塞ぐ治療というのは主流派ではありません。

　そもそも開いている孔を見つけるのも難しいし、見つけても、縫い合わせるなんてこともできません。

開いた孔が塞がるしくみ

　実は自然気胸例の多くは、ある程度肺が縮むと開いた孔は自然に塞がるのです。逆に、開いた孔が塞がるまで肺が縮む、と言うこともできます。孔が小さければ、少し肺が縮んだだけでも肺が寄ってきて孔が塞がるでしょう（図6）。

　大きな穴が開いたときには、肺はかなり虚脱しないと孔が塞がりません（図7）。ですから肺がぺっちゃんこになっているような場合は、それだけ大きな穴が開いていると考えられます。

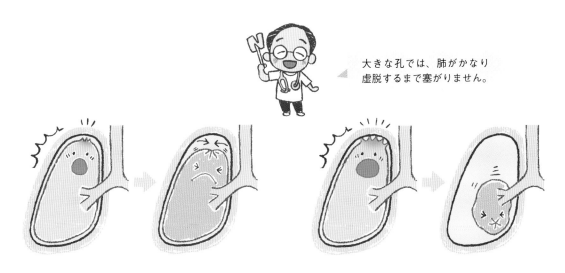

大きな孔では、肺がかなり
虚脱するまで塞がりません。

図6 孔が小さい場合　　　　　　図7 孔が大きい場合

ドレナージによる治療

　そういうわけで、孔に関しては自然に塞がるのを待つことになりますが、孔が塞がっても胸腔内に入った空気がそのままでは、肺がいつまで経っても虚脱したままですね。胸腔内の空気はなかなか吸収されないのです。

　そこで、胸腔内に管を入れて、空気を抜き、肺をふくらませます。このために胸腔内に入れる管を「**ドレナージチューブ**」、空気を抜く手技自体を「**ドレナージ**」といいます。ドレナージはもともと排出とか排液を意味する言葉で、胸腔ドレナージ以外にも胆道ドレナージや脳室ドレナージなど、いろいろな臓器・場所でドレナージが行われますが、空気を抜くのは胸腔ドレナージくらいです。

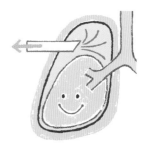
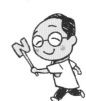

胸腔内の空気を抜き、肺を再膨張させます。

図8 胸腔内の空気を抜く

　ドレナージの原理は簡単で、**胸腔内にチューブの先端を入れて空気を排出する**、ということ（**図8**）。

　もしも肺（胸膜）に開いた孔が塞がっていなかったら、その孔から空気が漏れ続けますからドレナージチューブから空気が出てきます。これを「**エアリーク**」といい、通常は体外側のドレナージチューブは水に浸かっていて、エアリークがあるとブクブクと泡が出てわかるようになっています（**図9**）。

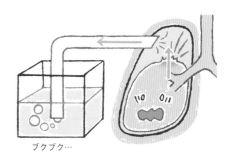

ブクブク…

図9 孔が塞がっていないとエアリークが出る

胸水について簡単に説明すると……

先ほども述べましたが、胸郭の内側には壁側胸膜が張られていて、肺の外側は臓側胸膜に包まれています。肺は、胸郭内にほぼぴったり密着していて、臓側胸膜と壁側胸膜の間にはわずかに（5～10mL）胸水があって、潤滑油の働きをしています（→p.88参照、図1）。

何らかの理由で肺と胸郭の間（胸郭内・肺の外）にある胸水が増えた状態を「胸水貯留」といいます（図10）。

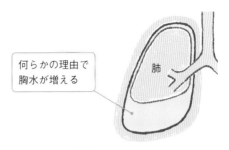

何らかの理由で胸水が増える

肺

図10 胸水貯留の肺

胸水が増える理由には大きく分けて2つ、
①胸膜に病変ができて、その病変が胸水を産生する
②血管内の圧が高くなり、胸水がしみ出してくる
のどちらかです。①の機序で溜まった胸水を「滲出性胸水」といい、②の機序で溜まったものを「漏出性胸水」といいます。

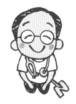

滲出性胸水の原因と対処法

①滲出性胸水の原因で主なものは、一般細菌や結核菌などによる感染性の胸膜炎と、がんによるがん性胸膜炎です。胸腔内に菌やがんなどによる病変ができ、そこから胸水が産生されるのです（図11）。

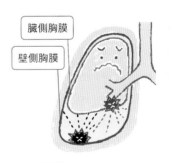

臓側胸膜
壁側胸膜

臓側胸膜または壁側胸膜に病変ができ、胸水がしみ出してくるのです。

図11 滲出性胸水

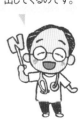

感染症の治療

　感染症の治療には、原因となっている菌を殺す抗菌薬を投与します。一般細菌ではペニシリン系やセフェム系抗菌薬を使い、結核菌の場合は抗結核薬を使います。

　感染性の胸膜炎のうち、炎症が激しいものは胸水に**フィブリン**が析出し、凝固してすぐにカチカチになります。すると抗菌薬の胸腔内への移行が不良となり、治療困難になります。そのように膿が胸腔内に溜まってしまうような状態を「**膿胸**」といいます（**図12**）。そのままでは治療がうまくいきませんので、ドレナージチューブを入れて膿をドレナージ（排出）する適応になるのです。

　胸水がフィブリンだらけになってくると、隔壁ができて部屋が分かれます。部屋が分かれると、一つの部屋にドレナージチューブを入れてもほかの部屋の水は抜けず、ドレナージの効率が悪くなります（**図13**）。

　その場合、隔壁を溶かす目的でウロキナーゼを直接胸腔内に注入します。専門施設であれば、胸腔鏡下に隔壁、フィブリンを直接鉗子などで取り除く方法もあります。

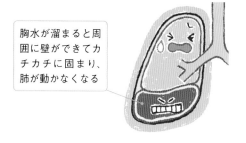

胸水が溜まると周囲に壁ができてカチカチに固まり、肺が動かなくなる

図12 膿胸の肺

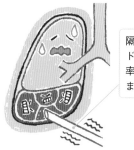

隔壁ができるとドレナージの効率が下がってしまう

図13 隔壁ができた膿胸の肺

がん性胸膜炎の治療

　がん性胸膜炎の場合、がんに対する治療（化学療法など）が奏効しない限り良くなることは期待できません。

　胸膜炎が悪化すると胸水が大量に貯留してきて、直接肺を圧迫して呼吸困難が生じたり、大量の胸水にアルブミンが漏出して低アルブミン血症や低栄養になったりします。特に終末期になると化学療法も難しくなってくるため、治療法としては対症的に胸膜癒着術が行われます。

漏出性胸水の治療

　血管内の圧が高くなり、胸水がしみ出してくる漏出性胸水（**図14**）の治療は、基本的に「圧を下げる」ことで行います。例えば「低アルブミン血症で漏出性胸水が出ている→アルブミン補充」とか「心不全での胸水に利尿薬を使って血管内の水を減らし、胸水を減らす」とかですね。

　こういう場合、ドレナージしても水がどんどん出て行くばかりですし、癒着術も通常は行いません。あくまで、圧を下げるような治療を行います。

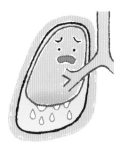

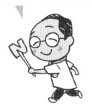

圧力や濃度差で胸水がしみ出
してくるため、圧力や濃度差
を減らす治療が必要です。

図14 漏出性胸水

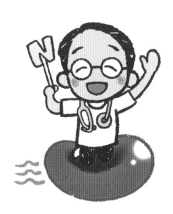

癒着術ってなんですか？

　　癒着術とは、本来離れている臓側胸膜と壁側胸膜をくっつけて、胸水の溜まるスペースをなくし、胸水が溜まらないようにするための方策です。

①具体的にはまずできるだけ胸水をドレナージして抜いてしまいます。そうして肺をふくらませ、なるべく臓側胸膜と壁側胸膜をぴったりくっつけます。

②それから薬剤を注入して、癒着させます。薬剤には炎症を起こすものが選ばれ、炎症後の癒着という現象を利用してのり付けを行うのです。

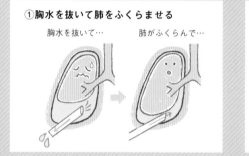

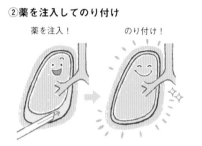

胸膜癒着術に使う薬としては、以下のようなものがあります。

タルク	数年前にがん性胸膜炎に対する保険適応となり使えるようになりましたが、まだ一生のうち一回しか使えないなど、制約が多いので注意が必要です。ただ、胸膜癒着術に使われる薬剤の中では成功率が高いです。気胸には保険適応はありません。
ピシバニール®	タルクの登場前はがん性胸膜炎によく使われていました。もともと抗がん剤ですので、こちらもがん性胸膜炎にしか保険適応はありません。
テトラサイクリン系抗菌薬（ミノサイクリンなど）	がん性胸膜炎だけでなく気胸にも保険適応があり、広く使われていますが、胸膜痛が強いのが特徴です。

　癒着術の副作用としては、発熱・胸痛が多いです。胸痛を予防するため、上の薬剤を投与する直前（同時）にキシロカインを注入します。そのほか、消化器症状や感染症・呼吸困難・ARDSなどが起こることもあります。

胸水と肺水腫はどう違うの？

　　胸水も肺水腫も、肺の中に水が溜まっているんじゃないの？ と思われているかもしれません。よく尋ねられる質問ですが、胸水と肺水腫は全然違う病態を表します。

　簡単にいうと、水の溜まっている場所の違いです。胸水は肺の外、肺水腫は肺の中に水が溜まっています。

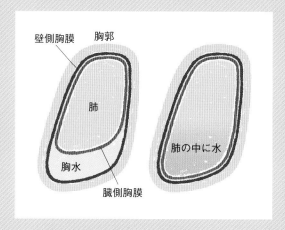

壁側胸膜　胸郭

肺

胸水

臓側胸膜

肺の中に水

　肺を包んでいる臓側胸膜と壁側胸膜の間に水が溜まっているのを胸水と呼びます。
　それに対して肺組織を構成する肺胞の中や、肺胞上皮と肺胞上皮の間（間質）に水が溜まっている状態を肺水腫と言います。

引用・参考文献

1) 長尾大志. "気胸・胸水・ドレナージ". レジデントのためのやさしい呼吸器教室. 第2版. 東京, 日本医事新報社, 2015, 237-43.

Memo

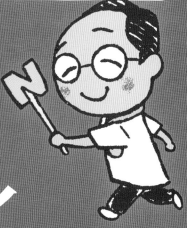

たのしイイ
胸腔ドレナージ
の基礎知識

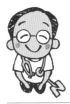

5時間目
5th Lesson

たのしイイ
胸腔ドレナージの基礎知識

胸腔ドレナージが入っている患者さんを観察するのに、チェストドレーンバックの理解は必須です。いったいどこを、何を、観察すればよいのか、これを紹介します。

チェストドレーンバックの原理と3連ビン

ドレナージチューブを入れただけの状態では、吸気時に胸腔内が陰圧になると、ドレナージチューブ内の空気が逆流して、体外から胸腔内にどんどん空気が入ってしまいます（図1）。

ですから逆流防止の弁が必要です（図2）。弁の代わりにドレナージチューブの先端を水に浸けておくと、塞がっていない孔から空気漏れがある場合、水中にブクブク泡が出てわかる、といいことずくめです。このようなシステムを一体化させたのが、チェストドレーンバックなどのシステムです。

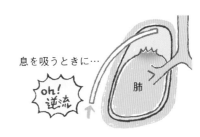

息を吸うときに…
oh! 逆流
肺

図1 ドレナージチューブを入れただけの肺

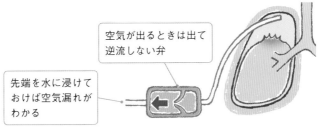

空気が出るときは出て逆流しない弁

先端を水に浸けておけば空気漏れがわかる

図2 逆流防止の弁があると肺に空気が入ってこない

このシステムの説明には3つの連なったビン（3連ビン）を使って説明するのがわかりやすいですが、まずは上で述べた「**ドレナージチューブの先端を水に浸けておく第1のビン（＝水封・ウォーターシール）**」を図にして見てみましょう（**図3**）。

ドレナージチューブの中の水は、呼吸に伴って上下します。吸気運動をすると胸腔内の圧力が低下し、水は引き上げられますし、呼気時には胸腔内圧が上がるので水は下がります（**呼吸性移動**）。肺に孔が開いていて空気が漏れていると、特に呼気時、胸腔内圧が上がったときに水の中にブクブクと泡が出てきます（**図4**）。これが「**エアリーク**」です。

しかし、このままでは胸水や血液なんかが出てくると水封している第1のビンが汚染されてしまいますから、水封しているビンの前に、**胸腔から出てきた胸水みたいなモノ（？）を溜める「第2のビン」**を挟み込みます（**図5**）。

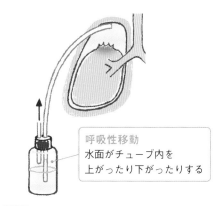

図3 第1のビン：水封・ウォーターシール

呼吸性移動
水面がチューブ内を
上がったり下がったりする

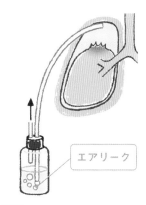

図4 第1のビンのエアリーク

エアリーク

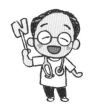

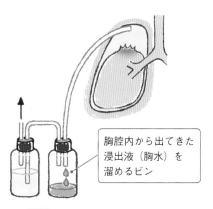

図5 胸水を溜める第2のビン

胸腔内から出てきた
浸出液（胸水）を
溜めるビン

さらに、吸引をかけたいときに、**吸引圧を決めるための「第3のビン」**を挟みます（**図6**）。第3のビンでは、一方を大気に解放した管を水に浸けておきます。水に浸かった管の長さの分以上に圧力がかかると、その管から大気が入ってきて、胸腔内に「水に浸かった管の長さ」以上の陰圧はかからない、というしくみです。

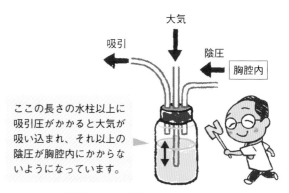

ここの長さの水柱以上に吸引圧がかかると大気が吸い込まれ、それ以上の陰圧が胸腔内にかからないようになっています。

図6 吸引圧を決める第3のビン

こうして、3つのビンを並べると、**図7**のようになります。チェストドレーンバックの実物（**写真1**）と3連ビンを比べてみましょう。メーカーによって部屋の並びが少し異なるようですが、原理は同じですので参考にしてください。

写真1の一番右が**排液部**で、胸腔から出てきた胸水みたいなモノを溜めるビンです。「第2のビン」にあたります。真ん中は**水封部**で、呼吸性移動やエアリークを確認する部屋（＝第1のビン）です。水の動きがわかるように水が着色（ここでは青色）されます。左の黄色い水が入っている部屋が**吸引部**で、吸引をかけるときに吸引圧を決めるための「第3のビン」にあたります。

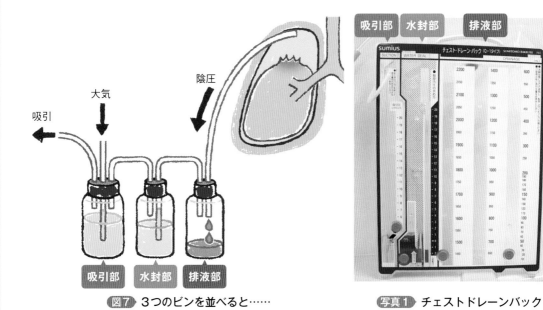

図7 3つのビンを並べると……

写真1 チェストドレーンバック

図6（→p.102参照）では一方を大気に解放した管を水に浸けていましたが、「水に浸かった管の長さ分の圧力」が吸引圧として胸腔にかかります。黄色い水の高さは「水に浸かった管の長さ」にあたりますので、結局のところ……、**黄色い水の高さ＝吸引圧**ということになります（写真2）。

ですから、「－15cm H₂O で吸引してください」と指示が出たら、黄色い水の部屋の15cmの目盛りまで水を入れて、吸引圧を調整することになります。

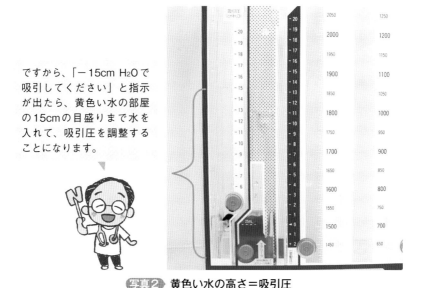

写真2 黄色い水の高さ＝吸引圧

これだけ！ チェストドレーンバックの観察ポイント

水封の部屋

水封の部屋（チェストドレーンバックでは青い水が入っている部屋）では、主に呼吸性移動とエアリークを観察します。

呼吸性移動

呼吸すると、胸腔内圧が上がったり下がったりします。吸気時は胸腔内圧が低下するので、青い水が上昇し、呼気時は逆に下降します（写真3）。

呼吸性移動が確認できる（＝水面が上下している）ということは、**ドレナージチューブがきちんと開存して胸腔内とつながっている**ということです。逆に言うと、ドレナージチューブが閉塞していないことを確認するために呼吸性移動の有無を見るのです。

ちなみに**吸引**をかけているときは、通常は胸腔内圧を上回る陰圧がかかっているため、呼吸性移動は見られません。ですから、呼吸性移動を確認するときは吸引を止めましょう。

エアリーク

　肺に穴が開いている、あるいは胸腔内に空気が存在しているときには、呼気時（青い水面が下がったとき）に空気が漏れ、青い水からボコッと空気が出てきます。これがエアリークです（写真4）。

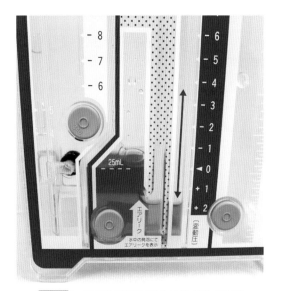

写真3　呼吸性移動で見られる水位の変化

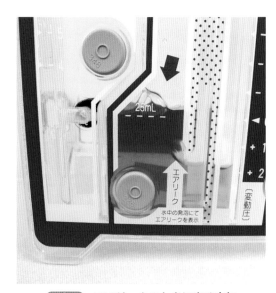

写真4　エアリークのときに出る空気

　エアリークが多い、または吸引をかけている場合、呼気時だけでなく連続性にエアリークが見られることもあります。

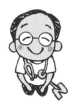

呼吸性移動がなかったり、エアリークがあったらどうする？

呼吸性移動があるかどうか、それにエアリークがあるかどうかを確認すれば、ドレナージチューブと肺の状況がわかります。

呼吸性移動がある
　ドレナージチューブが開存していて、ドレナージが効いている状態。

呼吸性移動がない
　ドレナージチューブのどこかが閉塞している状態。可能性としては①ドレナージチューブがどこかでねじれている、②胸水が固まったりフィブリンで詰まったりした、③肺がしっかり再膨張して肺が穴を塞いだ、のいずれかです。

エアリークがある
　まだ肺の孔が開いている、あるいは回路のどこかが外れて空気が入ってきている。

エアリークがない
　肺の孔が塞がった。またはドレナージチューブの閉塞。

呼吸性移動がない場合、①まずは体外に見えるドレナージチューブをすべて目視で、ねじれがないか確認します。ねじれていたらそれを解除しましょう。

体外にねじれがなければ、②それまでに撮られている胸部X線写真を確認します。これで肺が再膨張していなければ、③ミルキングをします。それでも呼吸性移動が出てこないようなら、④胸部X線写真を確認しましょう。肺がキッチリ再膨張していれば、ドレナージチューブの抜去ということになります。

ドレナージチューブの抜去前にはクランプをして肺が虚脱しないかどうかを見るクランプテストを行うことが多いですが、呼吸性移動がない＝クランプしているのと同じことですから、省略してもよいかもしれません。

吸引圧の部屋

　吸引をかけるときには、吸引圧を決める部屋（第3のビン）に決められた目盛りまで水を入れ、吸引チューブにつなぎます。

　ここでの注意点は、その水には常に泡が出ていなければならない、ということ。この部屋でブクブク泡が出ていてはじめて－10cmH2Oなら－10cmH2O、きっちりそれだけの陰圧で吸引できているということになります。逆に泡が出ていない、ということは、－10cmH2O未満しか陰圧がかかっていない、つまり、圧が不足しているということになるのです。

　水封の部屋におけるエアリークと混同しないようにしましょう！

ドレナージ中に皮下気腫が出現したときに圧をかけるのはなぜ？

　ドレナージ中には、チューブから空気が出ていくわけですが、肺に空いた孔から漏れてくる空気の方が多いと、その空気は行き場がなくて、チューブを入れるために開けた孔の隙間から皮下に漏れます。

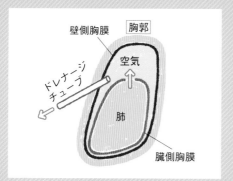

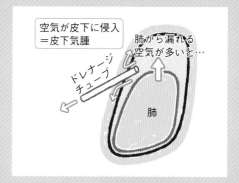

　皮下気腫が出現、または拡がっているということは、チューブから有効に空気を排出できていない、ということになりますから、陰圧をかける、あるいは増やして、チューブからより多くの空気を排出するようにします。

参考動画のご紹介

　　私のブログでは、チェストドレーンバックに関する動画をYoutubeでまとめて参照できるようにしています[1]。

https://youtu.be/lUvSjlPBr9U
呼吸性移動の動画です。青い水が上がったり下がったりするのが呼吸性移動です。

https://youtu.be/3VZomLj6qDY
エアリークの動画です。青い水の中に出る空気の泡がエアリークです。吸引をかけていないときは、呼気の最後＝青い水が下がりきったときに泡が出ます。

https://youtu.be/a4lm5kPyhq0
吸引をかけて、連続で出ているエアリークの動画です。青い水の中に連続して空気の泡がブクブク出ています。

https://youtu.be/mO5dMcL0FoY
こちらも連続で出ているエアリークの動画ですが、吸引圧が強すぎると、吸引圧を決める部屋（黄色い水）が動画のように「ブクブクブク……」と泡が出まくります。

URLはすべて2020年1月現在のものです

引用・参考文献
1）やさしイイ呼吸器教室＞動画置き場．http://tnagao.sblo.jp/
2）長尾大志．"気胸・胸水・ドレナージ"．レジデントのためのやさしい呼吸器教室．第2版．東京，日本医事新報社，2015，246-50.

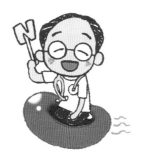

Memo

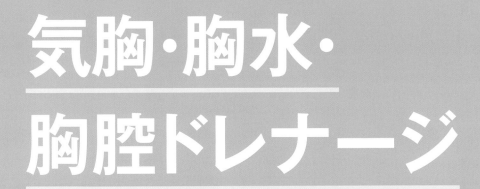

日頃の疑問に答えます!
とことんQ&A

気胸・胸水・胸腔ドレナージ

日頃の疑問に答えます！ とことんQ＆A
〈気胸・胸水・胸腔ドレナージ〉

 新人スタッフから
よくある質問
★☆☆

 2～3年目のスタッフ
はじめ、多くの方から
よくある質問
★★☆

 中堅～ベテランスタッフ
からよくある鋭い質問
★★★

 スペシャリストからの
ややマニアックな質問
？？？

Q59

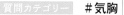
質問カテゴリー ＃気胸

 　　　ブラとブレブの違いはなんですか？ やせ型・高身長の男性で気胸を
発症した人たちは、成長期の頃からずっとブラを持っているということ
ですか？
★★☆

一応定義はありますが…

　ブラとブレブの違い、もちろん定義がありますが、臨床の現場ではハッキリ言って違いを分ける意味はないでしょう。ひっくるめて「嚢胞」と呼んでおいていいと思いますが、一応定義のご紹介をしておきますと、ブラ（Bulla）は径1cmを超える（通常数cm）もの、ブレブ（Bleb）は径が1cmに満たないものをいいます。

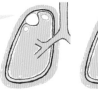

ブラ
・肺実質内にできた
　気腔。
・ほかにも気腫病変
　が見られる。

ブレブ
・胸膜内にできた小
　さな気腔。
・その部分の胸膜は
　薄くなる。

ブラとブレブ

ブラについて

　もともとブラは、喫煙者の、特に胸膜直下によく見られる袋（嚢胞）です。喫煙で肺胞が破壊されると肺気腫になるわけですが、その一部が壁（折りたたまれた肺胞や結合組織など）を形成して袋を形作るようです。

ブレブについて

　ブレブは、例の、若年男性における自然気胸の説明で、肺が上に引っ張られて、胸膜が裂けてできる袋を指すことが多いです。

　組織学的にはこのようにブラとブレブは別物とされているのですが、画像的には、径の大きさ以外でブラとブレブを区別することはできません。そういうこともあって、厳密に違いを区別することにはあまり意味がないといわれているのです。

　成長期にブラというかブレブができても破れない人はたくさんおられます。高齢・喫煙者の方は、高齢になってから肺胞が破壊され、ブラができます。

Q60

質問カテゴリー　#気胸

　手術後の気胸の再発率はどれくらいですか？

★☆☆

初回と2回目では再発率が異なります

　おおざっぱな話をしますと、初回の気胸は再発率が50％程度ですが、2回起こすと再発率は80％を超えるといわれていて、「2度あることは3度ある」ということわざの通りになります。

　手術をするとその再発率は5％以下になるといわれていますので、やる意味はあると思います。ただし0％になるわけではありません（特に気腫の高度な方や嚢胞の多い方）。

Q61

★☆☆

皮下気腫についての質問です。

①気胸で肺切除手術中、ドレナージ中や抜去後、よく皮下気腫が起こる
　場合が多いですが、管理する上での注意点やケアのときの重要点を教
　えてください。

②ドクターコールが必要な皮下気腫の程度を教えてください。

③皮下気腫の観察方法を教えてください。陰圧で吸引していた場合、陰
　圧の調整は弱くした方がよいのでしょうか？ 調整は医師が行いますが、
　根拠が知りたいです。

ドレナージチューブを入れるときの孔の開け方

　ドレナージチューブを入れるときには、皮膚に孔を開けて胸壁を貫き、壁側胸
膜にも孔を開けて挿入します。

　その開けた孔から皮下に空気が侵入したものが**皮下気腫**です。皮下に空気のか
たまり（腫）が溜まって、皮下が黒っぽく見えます。

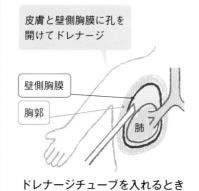

皮膚と壁側胸膜に孔を
開けてドレナージ

壁側胸膜
胸郭
肺

ドレナージチューブを入れるとき

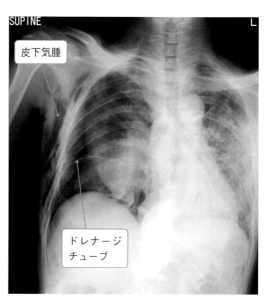

SUPINE　　　　　　　　　　　L

皮下気腫

ドレナージ
チューブ

皮下気腫（X線）

皮下気腫が生じるシチュエーション

　皮下気腫が生じるシチュエーションは、外傷による肋骨骨折や気道、食道などの損傷が有名ですが、実は外傷以外の機序も少なくありません。それは胸腔内が陽圧になって、そのために胸腔内の空気が壁側胸膜の孔を通って皮下に入る、というものです。

　胸腔内が陽圧になるようなシチュエーション、すなわち、皮下気腫が生じやすいのは次のような場面です。

①**激しい咳**

②**緊張性気胸**

③**陽圧換気**

　胸腔内の圧が高くなることで、胸腔内の空気が皮下に漏れ出してくるのです。

　外傷の場合、損傷部が閉じれば皮下気腫も軽減しますが、胸

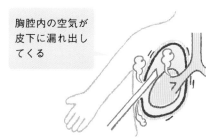

胸腔内の空気が皮下に漏れ出してくる

胸腔内の圧が高くて空気が皮下に漏れ出る

腔内の圧が高い場合、圧が下がらなければよくなりません。すなわち気胸ならばドレーンを入れる、水封（ウォーターシール）なら持続吸引をかける、持続吸引しているなら吸引圧を上げるなどを行う必要があります。

　皮下気腫そのものは直ちに命に関わるものではなく、対処を必要とすることは少ないものですが、皮下気腫の存在が「胸腔内圧が高い」ことを意味するわけですから、例えば**「皮下気腫が拡がりつつある」**というのはヤバいことだ、と思っていただく必要があります。

皮下気腫管理のポイント

①の回答…管理中はやはり拡大傾向にあるかどうかに注意していただきたいです。皮下気腫の場所はあまり圧迫したりせず、愛護的にケアを行いましょう。

②の回答…皮下気腫が拡大傾向にあれば医師に確認をしていただきたいです。

③の回答…胸腔内の圧を下げるので、基本的には吸引圧（陰圧）を強くします。

Q62

★★☆

#胸水　#ドレナージ

　　多量の胸水がある患者さんへ、例えば1,000mL/dayでドレナージの指示があるときは数回に分けてドレナージしていますが、適切な回数や1回の排液量の目安について教えてください。

多量の胸水がある患者さんのドレナージの注意

　　長い間気胸や胸水で虚脱していた肺を急にふくらませると、それまで少ししか流れていなかった血流がどっと流れ出すので、血管透過性が亢進して血管外に水分があふれ出す**肺水腫**となることがあります。これを**再膨張性肺水腫**といいます。

　　1時間の虚脱では発生する報告はありませんが、少なくとも3日虚脱すると発生するようです。

排液量の目安に対する見解

　　再膨張性肺水腫の予防として、気胸の場合の**ドレナージ直後は水封にする**（＝吸引をかけない）、胸水の場合は**1日あたりの排液量を1,000mL以下**、あるいは**1時間あたりの排液量を450mL以下**にする、などなど、おそらくローカルルールがいろいろとあるように思いますが、統一された見解があるわけではありません。

　　1時間あたり450mL、というのも根拠がハッキリしませんが、それを目安にすると、1回およそ500mLでクランプ、1時間おいてまた解放、500mL出たらクランプ、それで今日は終わり、みたいな感じでしょうか。

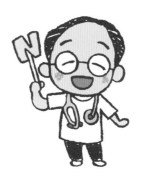

Q63

★☆☆

今さらですが、ドレーンを挿入しているときに気胸と胸水で観察する
ところが違うところってありますか？

気胸の場合であえて言うなら…

観察すべきところは共通ですが……。いずれの場合も、きちんとチューブが効
いているか＝呼吸性移動があるか、は大事ですね。

あえて言えば、気胸の場合、最大の関心は「まだ孔が開いているかどうか」で
すから、**エアリークの有無**が大事でしょう。胸水は「どの程度水が出ているか」
が問題ですから、**日々出てくる水の量**が大事です。

Q64

★☆☆

気胸では抜去直前までクランプ禁ですが、胸水の場合1,000mLでク
ランプなどの指示があります。気胸と胸水でのクランプの違いを知りた
いです。

胸水で行うクランプは、再膨張性肺水腫予防のために行います

おっしゃる通り、気胸と胸水ではクランプの意味合いが異なります。気胸の場
合、クランプするのは、クランプテストすなわち抜去の直前ですが、**胸水の場合、
再膨張性肺水腫の予防のために、一度に大量の水が出過ぎてしまわないように止
める**という意味でクランプをします。具体的には1回の排液が1,000mLを超えな
いように、といわれていますので、「1,000mLでクランプ」などの指示があるの
です。

Q65

　胸腔ドレナージチューブにはシングルルーメンとダブルルーメンがありますが、対象・使い分けはどうしていますか？

★★☆

便利なのはダブルです

　空気や水を抜くだけであればシングルルーメンでいいのですが、先に述べた自己血注入や後で述べる胸膜癒着術をしようとすると、途中の連結部を外して自己血や薬剤を入れる必要があります。感染の問題などもあり、**ダブルルーメン**の方が便利です。

ドレナージチューブの内径

　径については以前は、太い方が詰まりにくいといわれていたこともありましたが、あまり根拠のある話ではなく、苦痛などを考慮すると細い方が好ましいと思います。ただ、ダブルルーメンの場合、2つの管腔を1本にまとめていますから内径はかなり細く、私の施設では**20Fr**を使っています。

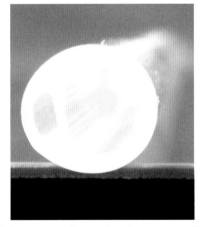

ダブルルーメントロッカーカテーテルの構造

Argyle™ トロッカー カテーテル ダブルルーメン
（画像提供：日本コヴィディエン株式会社）

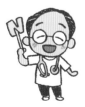

Q66

★★☆

質問カテゴリー #胸腔ドレナージ　#ドレーン挿入

　私の職場では胸水でドレーン挿入することが多いのですが、医師によって透視室で行ったり、病棟でエコーで確認だけして入れたり、いろいろです。透視下で行った方が安全な気がするのですが（なんとなく）、先生は胸水でドレーンを入れるときはどうしていますか？

状況、施設によって異なる

　これは完全に医師の好み、考え方ですし、施設によっても異なると思います。透視室で行った方がもちろん安全ですが、**透視室が気軽に使える状況ではないときには、エコーで位置の確認だけして入れることも多々あるのが現状**かと思います。

Q67

★★★

質問カテゴリー #胸腔ドレナージ　#ドレーン抜去

　胸腔ドレナージの抜管時に、患者さんの吸気時にチューブを抜く医師と、呼気時に抜く医師の2パターンあったのですが、どうしてでしょうか。

どちらの方がいいという結論には至っていない

　色々な研究がありますが、どちらの方がいいという結論には至っていないのが現状です。医師の好みや育ってきた環境によって流儀が違うといったところでしょう。

Q68

質問カテゴリー　#ドレーン抜去　#エアリーク　#人工呼吸中

　胸腔ドレナージチューブが抜けた場合、医師へ報告後に医師が到着するまでの対処方法を教えてください。また、そのときの胸腔内はどのような状態になっているのですか？

★★★

胸腔内が大気に直結した状態です

　いろいろな事情で（？）胸腔ドレナージチューブが抜けてしまうことがあります。再挿入は医師しかできませんから、看護師さんが発見されたら応急の対処をしていただくことになります。**まずはバイタルサインなどを確認して応援、医師を呼ぶ**。これは必須です。

　医師が来るまでの間は何をするか。基本的には、チューブが抜けたら、刺入部の孔が残り、胸腔内と外界（大気）が直結してしまいます（p.130と同じことですね）。

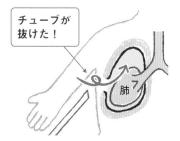

チューブが
抜けた！

肺

ドレナージチューブが抜けたらどうなるか！

　孔がそのままになっていると、息を吸う（＝胸腔内が陰圧になる）ごとに大気が胸腔内に入ってきて、外気胸になります。感染の危険もあります。ですからまず**清潔ガーゼなどで刺入部を押さえ、フタをします**。

人工呼吸中の場合はフタをしてはいけません

　ただ注意点として、人工呼吸中（陽圧換気中）でエアリークがある場合は、フタをしてしまうと胸腔内が陽圧になって緊張性気胸と同じことになってしまう恐れがありますので、**むしろ孔が閉じないように孔の側を上にする体位をとる**などしていく必要があります。この場合は、胸腔内から空気が出て行きますので、フ

タをしなくても先に述べたような危険はないわけです。

　ちなみにドレーンが抜けても、胸腔内の状態は抜ける前から急に変わるわけではありません。落ち着いて行動しましょう。

Q69

★☆☆

質問カテゴリー　#ドレナージ　#吸引部

　ドレナージで吸引をかけたとき、吸引圧の泡のブクブクの出方はどのくらいがよいとかあるのでしょうか?

　あまりボコボコ激しく泡が出ず、**常にチョロチョロと泡が続いて出る感じが**よいでしょう。

Q70

★☆☆

質問カテゴリー　#胸腔ドレナージ　#エアリーク

　トロッカーでエアリークを見る場合は、吸引を止めて見ますか。それとも圧をかけながら見ますか。

圧をかけながらの方が見やすい
　エアリークがあるかどうかは吸引しながらでも確認できます。むしろ吸引している方が、エアリークが少量であっても見やすいといえます。

Q71

質問カテゴリー 　＃気胸　＃エアリーク

　　　リークがなかなか止まらない場合とは、具体的にどれくらいの時間を
指すのですか？

★☆☆

自然気胸では1週間〜10日

　自然気胸の場合、肺に開いた孔は発見時に既に塞がっているか、数日で塞がることが多いです。教科書的には1週間〜10日止まらなければ手術を勧める、という記載が多いようです。

　私が研修医の頃、先輩医師に「2週間ドレーンを入れっぱなしにしておくと感染が起こるから、ドレーン留置は2週間以上にはならないように」と言われた記憶がありますが、根拠は定かではありません。

Q72

質問カテゴリー 　＃気胸　＃エアリーク　＃高齢患者

　　　気胸でドレーンを挿入してもリークが止まらない場合、高齢で手術が
難しい場合はほかにどんな治療がありますか？

★★☆

自己血の注入

　気胸でリークがなかなか止まらない場合、手術に踏み込む前に自己血を注入することがよく行われています。自分の血を入れるだけですから合併症はほとんどありません。高齢、低肺機能などリスクの高い症例でも安全に施行できますし、繰り返しても大丈夫です。

　患者さん本人の血を（50〜100mL）採り、ドレナージチューブから胸腔内に入れます。血液が凝固する性質を利用して、孔のところにカサブタを形成させて

閉じようというものです。**後で出てくる「癒着術」とは異なるものです**（→ p.132 参照）。

1回での成功率はそれほど高くありませんが、合併症なく実施ができますので、繰り返すことで成功率は高くなります。

Q73

質問カテゴリー　#エアリーク

水封では泡が出ない（リークなし）のに、呼吸性移動が大きくて、下がったときの水封部の下側の矢印あたりからポコッとエアーが出るのは「エアリーク」なのですか？

それがまさにエアリークです。

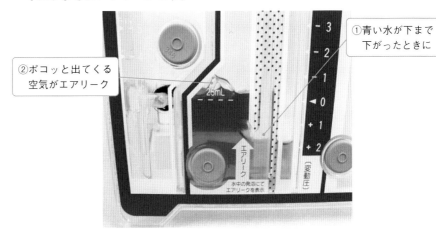

①青い水が下まで下がったときに

②ポコッと出てくる空気がエアリーク

エアリーク

Q74

★☆☆

質問カテゴリー　#エアリーク

　水封式ドレーンの正常・異常って、吸引部の黄色い水はブクブクして
いるのが正常で、水封部の青い水の部分はブクブクしていたら異常があ
るという解釈で合っていますか？　すごく簡単な質問で申し訳ありませ
ん（>_<）

　その通りです。**水封部が青い水、吸引部が黄色い水**ですので、その解釈で合っ
ています。p.107を参照してください。

Q75

★★☆

質問カテゴリー　#エアリーク　#体位変換

　体位によってエアリークが出現することがあります。その場合は何が
考えられるのでしょうか？

肺の位置が変わっているのです

　ドレナージチューブの先の孔が塞がったりするとリークが止まり、体位によっ
て肺の位置が変わり、孔が通るとまたリークが出る、ということでしょう。
　例えば、まだ胸腔内に空気が残っていても、**臥位**になっているときには肺がチ
ューブに乗っていて、孔が塞がっている、ということもあるはずです。

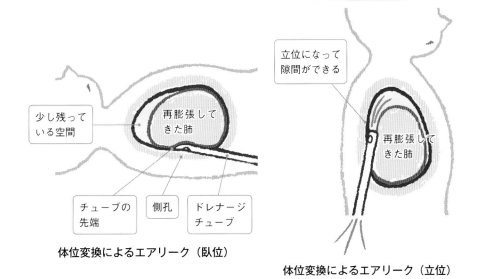

体位変換によるエアリーク（臥位）

体位変換によるエアリーク（立位）

　それが**立位**になると、肺が下に下がりますから、チューブの孔を塞いでいた肺が動いて、チューブから空気が出る、という感じになるわけです。

　いずれにしても、エアリークが出なくなってきた、ということは、肺の孔が塞がってきたか、胸腔内の空気が減ってきたか、**好ましい方向であることは確か**です。

Q76

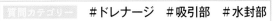

質問カテゴリー　#ドレナージ　#吸引部　#水封部

★☆☆

　胸腔ドレーンのキューインワンの青い部分はいつもブクブクとしているのですが、エアリークとの違いというか、エアリークの確認の仕方がわかりません。もしよければ教えていただきたいです。吸引圧がかかるとブクブクしていてもおかしくないとのことですが、それは青ではなく黄色の部分なのですか？

青い部分のブクブクはエアリークです

　青い部分がいつもブクブク……ですか。それは**エアリークが連続して出ている**ということでしょう。エアリークの確認は、青い水の部屋で泡が出ているかどうかの確認になります。

　吸引圧を調節するのが黄色い水の部屋になります。そしてエアリークと呼吸性移動を見るのが青い水の部屋です。

Q77

★★☆

質問カテゴリー　#気胸　#エアリーク　#吸引圧

　気胸があり、陰圧で持続吸引を行っていました。水封室は激しくブクブクしていました。このとき陰圧のブクブクが水封室の方にも伝わってきているように見え、エアリークなのか否か判断がつきませんでした。そのためエアリークを見る際は数秒程度、いったん止めて観察しました。

　これは正しくないのでしょうか。観察の仕方として正しいのは、陰圧を止めて見るのか、そのまま見た方がよいのかも教えていただきたいです。

黄色い水の部屋はチョロチョロ泡

　まず、吸引圧の調節をする黄色い水の部屋（陰圧）のブクブクは大きすぎると振動が伝わって具合が悪く、常にチョロチョロと泡が続いて出る感じがいいと思います（p.107参照）。そうすればエアリークの判断はしやすいでしょう。

※参考動画：https://youtu.be/a4Im5kPyhq0

陰圧（吸引圧）を止めることについて

　肺が再膨張してエアリークが少なくなってくると、陰圧をかけているときにはエアリークがあって、陰圧を止めるとエアリークが見えなくなる、ということもあります。ですから**吸引を止めて観察するとエアリークを過小評価する可能性があります**。

　ですから、陰圧がかかっている状態と止めた状態と、両方見るとエアリークが減ってきている状態というのもよくわかるのです。

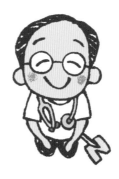

Q78

★★★

#がん性胸水貯留　#エアリーク　#皮下気腫

　がん性胸水貯留でドレナージしている患者さんに今までなかったエア
リークと皮下気腫が見られはじめました。排液も呼吸性移動もあります。
バイタルの変化もありませんでした。医師に報告すると、「排液がある
ならエアリークがあっても問題ない」と言われました。
　胸水ドレナージの際にエアリークがあるのは異常だと思っていたので
すが、なぜでしょうか？

皮下気腫もあるなら見過ごせません

　胸水が溜まっていてそこへドレナージチューブを入れる際、胸壁を貫いたとき
に多少は胸腔内に空気が入ります。胸水が抜けるにつれてその空気も出ていく、
というエアリークなら問題ありませんが、皮下気腫もある、となると、肺に孔が
開いて空気が漏れているのかもしれません。
　医師としては、「エアリークがあっても排液があ（ってキチンとドレナージが
できてい）るなら問題ない」という意味でおっしゃったのでしょうか。そのとき
の状況がハッキリしないので医師の発言の真意はわかりませんが……。

Q79

★★☆

#ドレナージ　#水封部　#吸引圧

　吸気時に、水封部の青色の水が上限を超えて上がりきってしまってい
るときは、何が原因ですか？　何が起こっているのでしょうか？　どう対
処すればよいでしょうか？

上限を超えるのは胸腔内圧が下がり過ぎたとき

　水封部の水は胸腔内圧と吸引の陰圧との関係で上がったり下がったりします。
上限を超えて上がるのは、胸腔内の圧が下がり過ぎたときです。
　よくあるのは吸引をかけていて肺が再膨張し、ドレナージが閉塞して回路内が

過陰圧になった場合。陰圧をかけているときにチェストドレーンバックが倒れ、水が上に入ってしまったときにもそうなります。

そうなってしまったときは器具を交換しましょう。

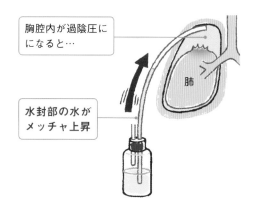

胸腔内が過陰圧になると…

水封部の水がメッチャ上昇

肺

胸腔内が過陰圧で水封の水が上昇

Q80

★★☆

質問カテゴリー　#胸腔ドレナージ　#呼吸性移動

勤務している病棟では胸水排液のためにドレーンを挿入している患者さんが多いのですが、吸引を止めていない状態でも呼吸性移動が確認できることがあります。これは吸引ができていないということでしょうか。

呼吸運動が大きくて胸腔内圧の変動が大きな場合、確認できることもあるが…

吸引がかかっていて呼吸性移動が確認しにくいのは、**呼吸による胸腔内圧の変動が一般的に吸引圧よりも小さいから**です。呼吸運動が大きくて胸腔内圧の変動が大きな場合、呼吸性移動が確認できることもありますが、一般的には推奨されません。

Q81

★★☆

質問カテゴリー　#ドレナージ　#呼吸性移動　#水封部

　ドレナージで呼吸性移動が弱くて青色の水封部ではわかりにくいことがあり、ドレーンの刺入部に近いところで排液が動くのを見ることがあります。ほかに良い方法はありますか？

　呼吸性移動が弱くてわかりにくい、ということは、**閉塞しかかっているという可能性**がありますので、それはそれで問題ですが……。

Q82

★★☆

質問カテゴリー　#膿胸　#ドレナージ　#呼吸性移動　#吸引圧

　現在、膿胸にてドレナージチューブを留置中の患者さんがいます。「呼吸性移動」を観察するのに水封部を見ていたのですが、先輩看護師に呼吸性移動を見るのに水封部を見るのではなくドレーン接続チューブ内の排液が呼吸に伴い動いているかどうかを確認すると言われました。
　青色の水封部が呼吸に合わせて水面が上下しているか確認するのは間違っているのでしょうか？

観察時も持続吸引を行っていませんか？

　本来は水封部を見るものですが、呼吸性移動が弱いとか、ドレナージチューブ内に排液が多いときは、ドレナージチューブを見た方がわかりやすいかもしれません。ここまで書いて気付きましたが、ひょっとして吸引の陰圧をかけたまま呼吸性移動を観察なさっているのでは……？
　陰圧をかけたままではほとんど水封部の動きは見えないはずです。それで胸腔に近いドレナージチューブ内にある液の微妙な動きを見て、呼吸性移動の判定をされているのではないか？　と思いました。

Q83

質問カテゴリー　#水封部　#呼吸性移動　#吸引圧

　水封の状態だけでなく、持続吸引中でも青い水に呼吸性移動が見られるときがあるのですが、それは正常でしょうか？　吸引圧が足りないということでしょうか？

★★☆

吸引圧が不足しています

　その通りです。持続吸引中は、通常は胸腔内圧（−5〜8cmH$_2$O）に打ち勝つ程度の陰圧（−10cmH$_2$O以上）がかかるはずです。そのため、吸引をかけていると呼吸性移動を見る青い水の部屋では水面が下に下がって動きません。

　吸引しているにもかかわらず、呼吸性移動を見るということは、胸腔内圧が吸引圧に勝っているということですから、吸引圧不足が考えられます。吸引圧を見る黄色い水の部屋（→p.107参照）を確認してください。ここで泡がボコボコ出ていなければ、吸引圧不足ということになります。

Q84

質問カテゴリー　#気胸　#呼吸性移動　#ドレナージチューブ

　気胸で胸腔ドレーンを挿入し、数日間は呼吸性移動があったのに急になくなった場合、肺が拡張したしるしと聞いたことがあるのですが本当ですか？　この根拠がよくわからなかったので理由を教えていただきたいです。

★★☆

異常がないのに呼吸性移動がなくなる理由

　肺が十分に拡張した場合、そのふくらんだ肺でドレナージチューブ先端の孔が塞がってしまうと呼吸性移動はなくなります（次ページの図参照）。

　肺が拡張してくると、ドレナージチューブの入っている部分の隙間が狭くなりますね。すると**肺がチューブの孔を塞ぐ形になり**、呼吸性変動が少なくなったり、なくなったりするのです。

　ドレナージチューブは先端以外に、横にも孔（側孔）が開いています。この側孔が肺に圧されて塞がりがちになるようです。完全に塞がってしまうとやはり意味がありませんから、医師に報告しましょう。

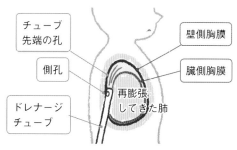

肺が拡張してチューブの先端を塞ぐ

Q85

　「呼吸性移動がしっかり見られていたのに、微弱になった」ときも、肺が膨張してきたと考えていいのですか？

★★☆

チューブそのものが閉塞した可能性もある

　呼吸性移動がしっかり見られていた症例が微弱になったということは、肺が膨張してきてチューブの穴を塞いだ以外に、チューブそのものが閉塞したという場合もありますから、注意が必要です。

Q86

★★☆

質問カテゴリー　#胸水　#ウォーターシール　#接続回路

　　胸水貯留の患者さんに胸腔ドレーンが挿入され、ウォーターシールに
なっていました。排液がいっぱいになったのでチェストドレーンバック
を交換した後、水封室と排液の部屋を接続するルートが外れていたとい
うインシデントがありました。
　　医師からは大したことないと言われたのですが、なぜですか？

ここが外れた、ということですよね？
「大したことない」？？？　いやいや！　ヤバいですよ。

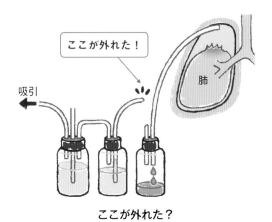

ここが外れた？

水封部と排液部をつなぐルートが外れるのはヤバイ！

　　胸腔内と外界（大気）が直結してしまっています。息を吸う（＝胸腔内が陰圧
になる）たびに大気が胸腔内に入ってくる、**外気胸**になります。感染の危険もあ
ります。

　　医師が「大したことない」と言われた理由は、下記のいずれかでしょう。

①違うところが外れていた

②違うところが外れていると勘違いされた

③バイタルサインに問題なく、外れたチューブをつなげれば、また入った空気が
　抜けると考えられた

　③だとしても「大したことない」ことはないと思いますが…

Q87

★★★

質問カテゴリー #ドレナージ #離床 #エアリーク

　胸腔ドレナージ中に歩行などの離床を行う場合、エアリークが許容されるのはどの程度ですか？

ドレナージチューブが抜けない程度に離床を進めましょう

　胸腔ドレナージ挿入中だからといって、安静にしておく必要はありません。p.91にも書きましたが、気胸の場合、肺（臓側胸膜）に開いた孔はたいてい、早い段階で自然に閉じてきます。

　この孔が閉じる速さについて、安静の方がよいとか動いてはダメとかいう**エビデンスはありません**ので、むしろADLを落とさない程度に歩行など、離床をしっかりしておかれる方がいいと思います。もちろん、ドレナージチューブに引っ張る力がかかって抜けてしまうと大変ですので、抜けない程度の運動にしていただきたいですが。

エアリークの許容範囲について

　エアリークが許容される程度について決まりはありませんが、持続吸引が必要である場合、吸引の管がつながっているわけですから、あまりウロウロはできないでしょう。また、連続性にブクブクとエアリークがある（≒大きな孔が開いたままである）場合は、もう少しリークが少なくなるまで安静にしていただく方がいいような気もしますが、あくまで気分的なものです。

Q88

質問カテゴリー　#気胸　#胸膜癒着術　#自己血注入

★★☆

気胸で胸膜癒着術が適応になるのはどのような場合でしょうか？ あんまり良い結果にならないことが多いのはなぜですか？

自己血注入との違い

「胸膜癒着術」というのは、自己血を胸腔に入れて、血液の凝固によって孔を塞ぐ「自己血注入」（→p.120参照）とは異なり、胸腔内に薬品を入れてわざと炎症を引き起こし、臓側胸膜と壁側胸膜をくっつける処置のことをいいます（→p.96参照）。

胸膜癒着術の適応患者

胸膜がくっついてしまうと気胸は良くなりますが、本来臓側胸膜と壁側胸膜はツルツル滑るべきもので、くっついてしまうと肺の動きが妨げられ、拘束性障害をきたします。ですから、**胸膜癒着術を行うべきときは、進行がんによる胸水のときのようにほかに治療方法がない、後がない場合**に限られます。

気胸で肺に開いた孔がなかなか塞がらず、エアリークが続く場合の治療としては、まずは**胸腔鏡**による手術を考えます。

高齢やADL低下、低肺機能などで手術のリスクが高いときには、自己血注入を何回か行います。自己血注入は1回では成功率が高くありませんが、何回か行うと成功率が高くなりますし、何より合併症が少ないので気軽に繰り返すことができます。

あまり何度もやるとその分貧血になりますので回数に限りはありますが、それでもほかの処置よりはリスクは低いです。

気胸で胸膜癒着術が適応になるのは、このように元々リスクが高かったり、基礎にCOPDなどの肺疾患があることが多いので、あまり良い結果にならないことが多い印象を受けるのではないでしょうか。

Q89

#胸水　#胸膜癒着術

　先生は、胸水が貯留しているとき、どういった病態なら胸膜癒着術が
適応と判断されますか？

★★☆

胸水貯留のスピードが速いかどうか

　がん性胸膜炎などで胸水が貯留してくると、肺が圧されて潰れ、低酸素になったり、そもそも水が大量に存在すること自体で圧迫感があったり、いろいろな症状が出てきます。また、胸水にはアルブミンが豊富に含まれますから、何度も胸水を抜くと低アルブミン血症となり、患者さんの衰弱が激しくなります。

　そこで、**胸水貯留のスピードがある程度速くて、何度も胸腔穿刺やドレナージで胸水を抜く必要があるときには胸膜癒着術が試みられることが多いです。**

　p.132にも書きましたが、本来自由に動くべき臓側胸膜と壁側胸膜をくっつけてしまう処置なので、がん性胸膜炎のように根治が不可能で予後があまり長くないと考えられる症例に行われることが多いと思います。

Q90

#胸水　#ドレナージ　#胸膜癒着術　#薬剤

80歳代男性、胸水貯留のためドレーン挿入。水封で様子を見ていましたが、1週間で400mL以上の排液が見られました。胸膜癒着術はどのような状態になったら行うものなのですか？　薬剤にウロキナーゼを使用しますがなぜでしょうか？

★★★

胸水の原因はがん性かどうか？

　1週間で400mL、それほど多くはありませんね。Q89でも述べたように、どんどん胸水が貯留する場合には胸膜癒着術を選択しますが、この場合どうするかは微妙なところです。

そもそも原因ががん性なのかどうか。がん性であっても、あまり胸水貯留の速度が速くなければ、1ヵ月に1回胸腔穿刺のみで胸水を抜く、ということも可能でしょう。

　また、ドレーンを留置していてADLの低下があったりすると、今後できればドレーン留置は避けたい→今回ついで（？）に癒着術をしておく、ということもあるかもしれません。

　あまりこれといって確固たる適応・基準というものがないのが実際のところではないかなと思います。

胸膜癒着術で使用する薬剤

　ちなみに胸膜癒着術では、**薬剤にウロキナーゼは使いません**。ウロキナーゼは膿胸のときに使います（p.136～137参照）。使う薬剤としては、下記が一般的だと思います。

- **タルク**：悪性胸水の癒着術に、他薬（ピシバニール®など）よりも成功率が高い、しっかりくっつく、と言われています。ARDSの発症が報告されていて、長らく保険適応がなかったのが、ようやく安全性の確認された製品（滅菌調整タルク／商品名**ユニタルク®**）が使えるようになりました。
- **ピシバニール®**：もともと抗がん剤ですが、現在では癒着術にしか使われていません。
- **テトラサイクリン系抗菌薬（ミノサイクリンなど）**：上の2つは保険適用上「悪性胸水（がん性胸膜炎）」にしか使えません。気胸やがん以外の疾患で胸膜癒着術を行うなら、こちらを使うことが多いです。

Q91

質問カテゴリー　　#胸膜癒着術　#術後

　胸膜癒着術の後は深吸気などの呼吸練習や、肩関節の可動域練習を行ってよいのでしょうか？

★★★

安静にしておく必要はありません

　あまり確たる根拠はありませんが、癒着術後に安静にしなければならない、ということはありません。ただ、癒着術は薬剤を入れてからしばらくクランプして体位交換をした後に吸引をかけて薬剤を吸い出しますので、**あまりウロウロはできません**。それでも、呼吸練習や肩関節の可動域練習ぐらいは行ってもいいでしょう。

深吸気について

　個人的には、特に癒着術の直後に深吸気をして胸郭を動かすと、なんかくっつきにくくなるようなイメージがあるのですが……。なのでしばらくは、あまり深呼吸をしない方がいいような気がします。いつまでか、ハッキリした基準はありませんが、熱が出たり疼痛があったり、炎症が起こっていると思われる間は控えておかれてはどうでしょうか。

肩関節の運動について

　肩関節を動かす、という運動は特に胸膜とは離れた場所の運動ですから、特段の制限はないかと思います。

Q92

質問カテゴリー　　#胸膜癒着術　#薬剤

　先生は胸膜癒着術をするとき、ピシバニール®やブレオ®などの抗がん剤はがんの患者さんに限り使用されていますか？

★★☆

　ピシバニール®ほかの「抗がん剤」と言われているものは、**保険適用上がん患者さんにしか使えません**。当施設では一切の適用外使用は行わない、という方針になっておりますので、がんの患者さんに限っての使用となります。

Q93

★★☆

膿胸に対するウロキナーゼ投与についてお聞きしたいです。ウロキナーゼは、フィブリンを溶かし最終的に胸膜も癒着させるのですか？ 溶かしてドレナージした後の状態がイマイチ想像がつきません。

ウロキナーゼは血栓溶解薬ですので、癒着と逆の効果を期待して使います。胸水中にフィブリンが多く、器質化を起こして固まってくると、胸腔内から膿（胸水）が出ていきません。そのようなときに、フィブリンを溶かして胸水を全部排出させるために使います。

Q94

★★☆

ピシバニール®などで癒着療法を行うと、発熱や疼痛が発生しますがウロキナーゼ投与後はそのような症状は起こるのでしょうか？

タルクやピシバニール®などによる胸膜癒着術では、わざと「炎症」を起こすわけですから発熱や疼痛はつきものです。患者さんにも「熱が出る（痛くなる）方が、よくくっつきますから頑張ってください」と声を掛けたりします（根拠には乏しいですが）。

ウロキナーゼは血栓溶解薬で、炎症を起こす薬剤とは機序も異なりますので、起こってくる現象もまったく異なります。膿胸だと疾患そのものが原因で熱が出ていると思いますが、**ウロキナーゼ**を使ったからといって発熱することはあまりないと思います。

Q95

肺炎随伴性胸水にもウロキナーゼを使用されると思うのですが、胸水も溜まるとフィブリンが析出するのでしょうか？

肺炎随伴性の場合でも、隔壁があるなどでドレナージしても胸水がうまく排出されない場合にウロキナーゼを使います。**肺炎随伴性胸水と膿胸は完全に別物と考えず、膿性度の高い胸水があると膿胸という、そんな感覚でよいと思います。**

Q96

胸膜癒着術でピシバニール®を看護師が注入する際、どれぐらいの速度で、何分ぐらいかけて注入したら安全か教えてください（当院では先生によっては「ゆっくり注入」としか言われないので）。

具体的な決まりはありません

これは**添付文書にも記載がなく、具体的な決まりはありません。**例えば50mLの大きなシリンジで用手的に注入すると自然とゆっくりになりますし、点滴ルートから落としてもそれなりに時間がかかって注入されますから、そんな感じでされていることが多いと思います。

Q97

★★☆

質問カテゴリー　#胸膜癒着術　#体位変換

　胸膜癒着術でタルクを入れた後、定時ごとに体位変換をするように指示する医師と、不要という医師がいます。明確なエビデンスはないと聞いたこともあるのですが、これは必要なのでしょうか。

結論は出ていません

　癒着術後の体位変換に関しては**色々な研究があります**が、**明確なエビデンスはなく、結論が出ていない**のが現状です。従って医師によってやり方が色々だと思います。私は若い頃に体位変換するものだと習って育ちましたので、体位変換推奨派ではあります。

Q98

★★★

質問カテゴリー　#胸膜癒着術　#気胸　#薬剤

　胸部外科病棟で、肺がん・気胸の患者さんに胸膜癒着術をされることも多いのですが、トロッカーカテーテル留置での注入となるため、カテーテルチップシリンジを使用しています。
　そのため、当院ではピッチャーに薬剤をあけて薬液を吸水、注入となるためピシバニール®での曝露の問題が生じています。先生の施設での手技についてお教えください。

ダブルルーメンカテーテルを用いて、普通のシリンジで注入しています

　以前はカテーテルチップを使って注入していたこともありましたが、**最近では感染の問題や、ご指摘の通り曝露の問題など**があり、うちの施設ではダブルルーメンカテーテルを用いて普通のシリンジで注入しています。施設によってもやり方はいろいろと異なるのかもしれません。

Q99

質問カテゴリー　#胸腔ドレナージ　#胸膜癒着術　#体位変換

癒着術後の体位変換で、ドレーンが入っている方は下にしなくてもよいという本もありますが、不要でしょうか。

★★☆

諸説あります

癒着術後の体位変換は医師によって言うことが違い、本によって書いてあることが違います。ドレーンが挿入されている側を下にすると、ドレーンが捻れて閉塞したり、疼痛の原因になったりしますから、下にしなくてもよいという考えもありだと思います。一方で、仰臥位、左側臥位、右側臥位、腹臥位の4方向やるべしといわれることもあります。

Q100

質問カテゴリー　#胸膜癒着術　#気胸　#薬剤

気胸を繰り返す90歳代の高齢患者さん（自覚症状はなく、画像検査で気胸がわかった）がおられました。手術も検討されましたが、当院ではピシバニール®で癒着しました。複数回の気胸の理由としてはどのような原因が考えられるのでしょうか。

胸水細胞診ではがんは否定されています。老化によるものと考えてよいでしょうか。また、その後の生活で注意していただくことは、どのようなことがありますか。教えてください。

★★★

老化だけが原因とは考えにくい

高齢患者さんの気胸の原因としては、やはりCOPD（喫煙による肺胞の破壊）をはじめとする肺疾患の存在が多いように思います。老化だけで、高齢の方が皆さん気胸になるわけではないでしょう。

その後の生活では、気胸そのものもそうですが存在する肺疾患によって色々と注意点は変わってくるかもしれません。**必ず注意していただきたいのは、うがい・手洗いといった風邪の予防や予防接種ワクチン（インフルエンザ・肺炎球菌）の接種です。**

おわりに

 皆さんからいただいた、代表的なご質問にお答えしてみました。
日頃のギモンは解決できましたか？
呼吸器にもっと興味がわいてきましたか？？
呼吸器疾患のことをもっと知りたい、という方には、私のブログ「やさしイイ呼吸器教室（http://tnagao.sblo.jp/）」をお勧めします。こちらにもたくさんの情報が載っています。

この書籍のご感想・さらなるご質問・内容へのご指摘などありましたら、お気軽にこちらのコメント欄までどうぞ。

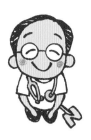

質問カテゴリー別 INDEX

INDEX

＊p.141〜142「質問カテゴリー別 INDEX」も同時に参照ください

著者略歴

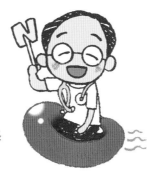

長尾 大志（ながお たいし）
滋賀医科大学 呼吸器内科 講師・教育医長

経歴

1993年　京都大学医学部卒業
1993年　京都大学胸部疾患研究所入局
1994年　住友病院内科
1996年　京都大学大学院博士課程
2000年　京都大学病院呼吸器内科
2002年　KKR京阪奈病院内科
2003年　ブリティッシュ・コロンビア大学
2005年　滋賀医科大学呼吸循環器内科
2007年　同 助教
2015年　同 講師
2017年　同 教育医長（兼任）

専門

呼吸器一般、呼吸器教育

著書

「レジデントのためのやさしイイ呼吸器教室（日本医事新報社、2013）」
「レジデントのためのやさしイイ胸部画像教室（日本医事新報社、2014）」
「呼吸器内科 ただいま診断中！（内外医学社、2015）」
「やさしイイ血ガス・呼吸管理（日本医事新報社、2016）」
「まるごと図解 呼吸の見かた（照林社、2016）」
「現場で役立つ呼吸器診療レシピ（南江堂、2018）」
「呼吸器腹落ちカンファレンス（金芳堂、2018）」
など

趣味

理解できなかったことが「わかった！」瞬間、興味がわき、もっと知りたくなる、調べたくなる。そんな『学び』のお手伝いをするのが趣味になってしまいました。

本書は小社刊行の専門誌『呼吸器ケア』2016年10号掲載特集「素朴なQにカンペキA！ 長尾先生のやさしイイ 気胸・胸水・胸腔ドレナージ」と、2018年10号掲載特集「素朴なQにカンペキA！ 長尾先生のやさしイイ 酸素投与のエトセトラ」に大幅な加筆修正を行い、書き下ろしを加えて書籍化したものです。

Dr. 長尾の たのしイイ呼吸ケア Q&A 100
—酸素・血ガス・ドレナージ…現場ナースのギモンに答えます！

2020年4月10日発行　第1版第1刷

著　者　　長尾 大志

発行者　　長谷川 素美

発行所　　株式会社メディカ出版
　　　　　〒532-8588
　　　　　大阪市淀川区宮原3−4−30
　　　　　ニッセイ新大阪ビル16F
　　　　　https://www.medica.co.jp/

編集担当　江頭崇雄／末重美貴

装　　幀　市川 竜

本文イラスト　八代映子

印刷・製本　株式会社廣済堂

© Taishi NAGAO, 2020

ISBN978-4-8404-7220-3　　　　　　　　　　　　　　　　　　　Printed and bound in Japan

当社出版物に関する各種お問い合わせ先（受付時間：平日 9：00 〜 17：00）
● 編集内容については、編集局 06-6398-5048
● ご注文・不良品（乱丁・落丁）については、お客様センター 0120-276-591
● 付属の CD-ROM、DVD、ダウンロードの動作不具合などについては、デジタル助っ人サービス 0120-276-592